명의는 없다

- 공갈과 협박만 있을 뿐

명의는 없다

공갈과 협박만 있을 뿐

최덕수 지음

마인드북스

우리나라의 의료 현실, 이대로 괜찮은가

교회보다 많은 병원과 한의원

절간보다 많은 게 교회요, 교회보다 많은 게 병원이다. 한의 원까지 합치면 그 숫자는 배로 늘어난다. 그 많은 병원의 의사 와 간호사들은 과연 무엇으로, 어떻게 먹고 살까?

"의사와 간호사들의 월급은 환자들이 다 줍니다. 그중에서 도 건강검진이 제일 좋은 수단이지요. 건강검진을 해서 나온 수 치를 이용하여 사람들을 불안하게 만든 뒤, 평생 약을 복용하게 하거나 수술을 권하면서 자신들의 손아귀에 그 사람들을 꽉 붙 들어놓는 것입니다."

이와 같은 사실은 이미 의료업계에 공공연히 떠도는 비밀 아닌 비밀이 되고 말았다.

미국의 유명한 소아과 전문의이자 시카고 마이클 리세 병원 장을 지낸 로버트 S. 멘델존 박사와, 건강검진 무용론을 소개한 바 있는 세계적인 암 치료 전문가 곤도 마코토 박사도 일찍이 "건강검진은 호객행위일뿐더러, 건강검진을 하지 않은 해보다 건강검진을 한 해에 더 많은 사람이 죽었다."라는 주장과 함께 이를 입증하는 자료까지 내놓아 전 세계적으로 큰 파장을 불러 일으켰다.

우리나라에서도 한 유명한 의사가 위와 유사한 양심선언을 한 적이 있다. 서울시립 동부병원의 김현정 원장이 그 주인공이다. 김현정 원장은 '세브란스가 배출한 국내 최초의 여성 정형외과 전문의'이자, '대한민국 제1호 여성 정형외과 대학교수'라는 타이틀을 가지고 있다.

2016년 3월 19일, 〈조선비즈〉와의 인터뷰에서 "의사들은 아프거나 큰 병에 걸렸을 때 어떻게 하나요?"라는 기자의 질문에 김현정 원장은 "의사들은 의료 소비에서 일반인과 다른 선택을 보이는 경우가 잦습니다. 예컨대 일반인보다 건강검진을 받는 비율이 상대적으로 낮고, 인공 관절이나 척추, 백내장, 스텐트, 임플란트 등의 수술을 받는 비율이 현저히 떨어지며 심지어 항암 치료조차 잘 받지 않습니다. 마치 손님에게는 매일 진수성찬을 차려내는 일급 요리사가 정작 자신은 풀만 먹고 산달까요."라며 우회적으로 우리나라 의료 현실의 맹점을 비판했다.

의사들은 더 깊이 병들어가고 있다

의사들이 병들어가는 데는 우리나라 국민들의 속성도 한몫한다. 우리나라 국민들은 무엇이든지 무조건 '빨리 빨리' 해야 직성이 풀린다. 늘 바쁘게 시간에 쫓기다 보니, 병도 '빨리 빨리' 눈에 보이는 치료만을 원한다.

병의 근본적인 원인이 되는 개인의 삶을 돌아보고 불규칙적인 생활습관과 식생활을 바꾸기보다는 당장의 급한 불을 꺼주는 많은 '치료적인 행위'들을 더 중시하게 되는 것이다. 그리고 어느새 생각의 초점은 어떻게 하면 건강할 수 있을까가 아니라 어떻게 하면 이 병을 없앨 수 있는가에만 맞춰진다.[1]

의사들 역시 환자들의 그와 같은 속성 탓에, 병의 원인을 제거하는 데 주력하는 것이 아니라 우선 눈에 보이는 증상부터 치료하려 든다. 즉 병의 원인은 덮어둔 채 환자가 잠이 오지 않는다고 하면 수면제를, 통증이 심하다고 하면 진통제를 처방하는 것으로도 부족해 조금이라도 헛소리를 하면 신경안정제를 처방하거나 정신병원으로 보내는 등 임시방편적인 치료만 하는 것이다. 멀쩡한 생니를 뽑아놓고 임플란트(자가 치아 이식)를 시술하는 격이다. 병원의 존립을 유지하기 위해 멀쩡한 사람도 환자로 만들어 버리는 것이다.

현대 의학의 이러한 허상과 병폐를 보다 못한 곤도 마코토 박사와 나카무라 진이치 박사는 각각 『의사에게 살해당하지 않는 47가지 방법』과 『편안한 죽음을 맞으려면 의사를 멀리하라』는 책을 통해 이구동성으로 "의사의 통계와 수치를 믿지 말라."라며 양심선언을 하고 나섰다. 그러면서 "(차라리) 나는 암에 걸려 죽고 싶다. 치료만 받지 않는다면 암은 꽤 괜찮은 병이다."라고 주장해 세간에 파장을 불러일으켰다.

암 환자는 왜 고통받는가

암 환자는 사실 암 때문에 고통받는 것이 아니다. 오히려 치료 때문에 더 괴로워한다. 마음이 아픈 것은 항암 치료를 받는 암 환자 중 90퍼센트는 항암제 치료 효과를 제대로 보지 못한다는 사실이다. 즉 대부분의 항암 치료는 실제적인 효과가 미미하다.

곤도 마코토 박사는 150명 이상의 '암 방치 환자'를 검진한 결과 그와 같은 사실이 자신의 이론과 일치하고 있다는 것을 밝혀냈다. 이에 따라 그는 "건강검진을 받지 말고 의사를 멀리하라. 병원을 멀리해야 더 오래 산다."라고 일본은 물론 전 세계를 향해 자신의 40년 의사직을 걸고서 외치고 있다. 나 역시 그렇게 주장하는 의사들을 존경하며, 그 해답을 한의학, 아니 『황제내경』에서 찾으라고 외치는 중이다.

끝으로 이 책을 열면서 나는 먼저 이 세상의 모든 의사에게 다음과 같은 세 가지의 질문을 던지고 싶다.

"약을 꾸준히 복용하는 사람과 복용하지 않는 사람 중 누가 더 오래 살까?"
"의사 중에 평생 약을 먹는 사람이 있을까?"
"의사 가족들 중에 평생 약을 먹는 사람이 있을까?"

한의사들도 정신 차려야 한다

한의사들도 마찬가지다. 양의사들이 비난하고 시위를 하는데도, 의사들의 전유물인 최첨단 의료기기를 사용하기 위해 혈안이 되어 가고 있기 때문이다. 그런 그들에게 차라리 나는 이렇게 권하고 싶다. 지금이라도 늦지 않았으니, 그토록 최첨단 의료기기를 이용하고 싶으면 다시금 의대에 가서 의사가 된 뒤 그것을 마음껏 사용하라고. 더는 양의사들에게 빌붙어 허수아비 노릇하지 말아야 할 것이며, 본연의 한의학에 충실한 한의사들을 욕 먹이지 말라고.

한의사들이 허수아비 노릇을 하지 않을 방법은 이제 딱 한 가지이다. 한의학의 바이블인 『황제내경黃帝內徑』을 10년이 넘도록 읽다 보면 스스로 깨달음이 생겨 환자를 치료할 때에 망설임과 두려움이 사라지고, 정확한 진단과 의술로 그 어떤 병이라도 쉽게 치료할 수 있게 된다. 나의 경험과 각성이 그것을 증명하고 있다.

그렇다.『황제내경』만 제대로 독파하면, 굳이 양의들에게 구걸하다시피 해가며 MRI(자기공명 영상법)나 CT(컴퓨터 단층 촬영), X-ray(단순 방사선 촬영) 등의 양의학 기계를 한의학에 도입할 필요가 없다. 자신들의 학문(한의학)과 의술이 얼마나 훌륭한 것인지를 확실히 깨닫게 되기 때문이다.

양·한의학의 바람직한 통합과 한의학의 발전 방향

물론 앞서 양의학의 문제점과 양의사들의 위험성에 대해 말한 바 있지만, 양의학 또한 그만의 장점이 분명히 존재한다. 지금까지 한의학과 양의학 사이에는 아무런 연관과 조화도 없는 것으로 여겨져 왔다. 그러나 이는 잘못된 인식이고, 한의와 양의는 저마다의 특색이 다르기는 하나 인류의 생명을 지키려는 데에 공통의 목적이 있으므로 합치점과 조화가 분명히 있을 것이다.

이 점을 명심하고, 이 책에서는 한의학과 양의학의 특징과 치료 방법 등을 비교 분석하여 사람들의 건강을 지키는 데 이바지할 방법이 과연 무엇인지 의료인으로서 다시 한번 고민해볼 것이다. 더불어 21세기 한의학의 새로운 발전 방향을 모색하기 위하여 양의학의 장점을 차용한 바람직한 통합 방법도 탐색해 볼 것이다. 모쪼록 이 책이 우리 국민들의 건강한 삶에 작은 도움이라도 되어주길 빌어본다.

동중당 한의원에서
최덕수 쓰다

차례

제2장 건강검진 절대로 받지 마라, 평생 먹는 약은 없다

제3장 X-ray(엑스레이)를 조심하라

제4장 인간의 몸에는 대자연이 담겨있다

제5장 정신과 육체, 육체와 정신

제6장 식습관과 규칙적인 운동으로 건강을 되찾자

제7장 양·한의학의 바람직한 통합과 한의학의 발전 방향

제1장
의사는 인체를 담보로 한
공갈 협박범이다

"사람이 병을 고치지 못하는 데는 크게 다섯 가지 이유가 있으니,

첫째, 근심과 걱정, 집착(욕심)에서 헤어나지 못하는 것이요,

둘째, 규칙적으로 운동하지 않는 것이요,

셋째, 음식을 때에 맞추어 섭취하지 않거나, 찬 음식과 뜨거운 음식

(기름에 튀기고 지진 열량이 높은 모든 음식)을 가리지 않고 먹는 것이요,

넷째, 음주와 피로, 성냄과 조급함에서 벗어나지 못하는 것이요,

다섯째, 경제적인 문제다.

이를 잘 지키는 자는 오래된 병도 치료가 가능하나,

이를 지키지 못하는 자는 경미한 병도 치유하기가 힘들다."

- 동중당 한의원

병을 만들어내는 의사들

로버트 S. 멘델존 박사는 2000년 초 『나는 현대의학을 믿지 않는다』라는 책을 발간했다.

이 책은 의학계의 권위자가 현대 의학에 대한 깊은 회의를 체계적으로 드러내기 시작한 최초의 책이다. 이 책을 계기로 현대 의학 내부에서 자성의 목소리가 커졌다고 봐도 무방할 정도로 기념비적인 작품이다. 멘델존 박사는 당시 무척 존경받는 의사였고, 많은 제자들도 양성했다. 그러한 사람이 이런 주장을 함으로써 현대 의학 전반이 한때 큰 충격에 휩싸였다.[1]

멘델존 박사는 위의 책을 통해 "환자는 의사들에게 너무나 많은 것을 내맡긴다. 병원에 가는 것도 실은 자신의 몸 상태를 스스로 파악하지 않고 의사가 가르쳐주기를 원하기 때문이다. 이는 자기 결정권이라는 소중한 권리를 스스로 포기하는 행위이다. 의사가 병이라 말하면 병, 정상이라 말하면 정상이라는 식으로 의사가 자신의 몸에 대해 정상과 비정상을 구분 지어 주길 바라고 있는 것이다. 환자는 의사가 마음대로 정한 기준에 쉽사리 자신의 몸을 맡기고 있다."라며 의사들에게만 지나치게 매달리는 요즈음의 의료 현실에 대해 통렬한 일침을 가했다.

그러면서 그는 "의사의 판단을 전적으로 신뢰해서는 안 된다. 본래 건강에 대해 가장 무지한 직업이 의사다. 의사가 받아온 교육은 건강이 무엇인지를 이해하는 것이 아니라, 단지 병을 판단하는 것이기 때문이다."라며 "의사들은 건강검진에서도 실제로는 환자에게 이상이 없는데, 이상이 있다고 판단을 내리는 경향이 있다. 이는 의사라는 직종상, 의사는 환자의 건강한 곳을 발견하는 것이 아닌 병의 징후를 발견하려는 특성이 있으므로, 인체의 생리현상에는 정상적인 부분과 병리적인 부분의 양면이 있어 두 부분이 상호 보완적으로 연결되어 있음에도 의사들이 알지 못하기 때문"이라고 비판했다.

다시 말해 질병을 단순히 제거해야 할 불편함이나 나쁜 것으로 여기는 사고방식도 다시 한번 생각해 보아야 한다. 우리 몸에 나타난 모든 증상은 하나의 생명 현상이기 때문이다. 병과 건강은 늘 공존한다. 다만 그 정도의 차이와 방향성에 따라 생리적인 현상이 되기도 하고 병리적인 현상이 되기도 하는 것이다.

쉬운 예로 '염증'을 보자. 우리 몸의 면역계가 외부의 침입자를 방어하는 과정은 모두 염증을 일으킨다. 그 부위로 혈액의 공급이 증가하고 면역세포들의 전투가 시작되면 붓고 열이 나며 전투의 결과물로서 여러 물질들이 쌓인다. 때론 통증도 발생한다. 대부분의 경우는 우리가 느끼지 못하는 상태에서 이러한 과정이 일어나지만, 그 강도가 강하면 문제가 생기는 것이다. 즉 다시 말해 병이라는 것은 인간이 살아가는 과정에서 필연적으로 일어나는 생명 현상의 하나로 보아야 한다.[2]

이처럼 인체는 건강한 부분과 쇠약한 부분이 상호 보완적으로 연결되어 있음에도 많은 양의사와 한의사들은 그 사실을 제대로 알지 못한 채 진료 및 치료에 임하고 있다. 이 때문에 환자의 병듦과 건강함은 전적으로 의사들의 생각과 추정에 따라 달라지고 있다. 문제는 그로 인한 피해가 고스란히 환자에게 돌아간다는 사실이다.

약 또한 마찬가지다. 의사들의 처방 여하에 따라 약의 내용물도 얼마든지 달라질 수 있다. 이와 같은 갑과 을의 구조 관계 때문에 환자의 건강 여부는 의사의 의도대로 조작 가능한 것이 되고 말았다. 더욱 기가 막힌 사실은, 멘델존 박사에 의하면, "의사는 건강검진을 하면 비록 경미한 것이더라도 바로 이상한

점을 발견해낸다. 그 이상이 병에 의한 것인지 아닌지는 관계가 없다. 어쨌거나 이를 병의 우려가 있는 '중증 예비군'이라고 진단하고, '중증 예비 증상'의 예방 조치로써 철저한 조기 치료를 받을 것을 지시한다."는 것이다. 이 시점이 바로 인체를 담보로 한, 의사들의 공갈 협박이 시작되는 순간이다.

'현대의학교現代醫學敎'라는 사기
- 명의를 가장한 강도들

제도권(현대 서양 의학) 의료 종사자들은 오랜 기간 많은 비용을 치르고 특정 분야에 대한 라이선스(허가증 또는 면허)를 받는다. 그래서 많은 경우 그들은 허가증=전문성=타인에 대한 복종 요구권으로 착각한다. 심지어 그 착각이 다른 의견을 가진 사람들에 대한 침묵 요구권으로 승화되기도 한다. 그리고 '과학성을 독점'한 자신들이야말로, 아니 자신들만이, 의료 문제에 관한 한 '과학'이라는 유일신과 통하는 유일한 합법적 통로로써 대사제大司祭의 지위를 얻었다고 믿는다.

라이선스로 상징되는 전문성을 쟁취하기 위해 엄청난 투자와 희생을 치렀으니 자신들만이 진정한 사제, 그중에서도 상위급 사제, 즉 대제사장의 지위에 오르는 일이 당연하다고 믿는다.

유명 학술지에 가끔 이름을 올리고, 학회에 참석하기 위해 자주 출장을 가며, 몇 달 심지어는 몇 년씩 진료 대기 중인 환자가 있을 경우, 그 의료인이 자각하는 권위는 대제사장을 넘어 이미 신의 위치에 근접하거나 그것마저 추월해 있을 가능성이 높다.

이러한 사제들과 제사장과 신 또는 그 이상의 존재들 앞에서 환자는, 자신의 몸에서 발생한 병임에도 불구하고 거의 아무것도 알아서는 안 된다. 또한 그렇기 때문에 아무것도 결정할 수 없다.

심지어 '나았다, 낫지 않았다'에 대한 판단조차 환자가 내리지 못하는 일이 부지기수다. 안 아파서 나은 것이 아니라 의사가 나았다고 해야 나은 것이다. 아무리 아파도 의사가 병이 아니라면 아닌 것이다.

심지어 존재하지도 않는 많은 병이 의사들의 과학적 상상 속에서 만들어지고 법제화되었다. 임신을 병으로 규정하려는 시도마저 있었다. 이미 비만은 일부 병으로 규정되고 있다. 이렇듯 아픈지 아닌지를 판정하는 권한은 어떤 의미에서 삶과 죽음에 대한 판정권, 그것도 독점적 판정권, 어떤 의미에서는 생사여탈권이다.[3]

멘델존 박사 또한 의사들의 독점적, 강압적 치료 행위를 비판했다. 그는 『나는 현대의학을 믿지 않는다』를 통해 이처럼 행해지는 요즈음의 의료 현실을 '현대의학교現代醫學敎'라는 종교나 마찬가지라며 강력하게 질타하면서, 환자들이 먼저 의사를 경계하지 않으면 의사들은 언제든지 환자를 자신들의 맹신도로 만들어버린다고 피력했다.

그는 "의사라는 이름의 '현대의학교' 교주는, 맹신도 환자를 향해 '저는 당신에게 침입해 온 병마와 싸우고 있습니다.'라고 말하는 것만으로 자신의 어떤 악행도 숨길 수 있다."라고 밝히며, "의사는 환자의 상태가 호전되지 않을 때는 '저는 지금 당신의 병마와 싸우고 있습니다. 그러나 저도 하나의 인간에 지나지 않습니다.'라고 미리 도망갈 곳을 만들어 놓는다."라고 주장하였다. 이는 세계적으로 큰 파문을 불러일으켰다. 의사라는 성직자가 위와 같은 방법을 사용하여 승리할 때는 병마를 물리친 '영웅'이 되고, 설혹 실패하더라도 그에 맞서 싸우다가 '패배한 영웅'이 되는 셈이기 때문이다.

멘델존 박사에 의하면 아무리 치료해도 상태가 호전되지 않을 것 같은 환자가 있을 경우, 실제로 대부분의 '현대의학교' 교주들은 다음과 같은 주술로 환자와 가족을 미혹에 빠뜨린다고 한다. "지금 (당신에게, 혹은 환자에게) 최선의 치료법을 쓰고 있으나, 지극히 드문 경우에 따라서는 예상치 못한 반응이 생길 수도 있습니다."

이제부터는 이러한 의사들의 주술에 절대로 속아서는 안 된다. 그것은 단지 의사들이, 자신들이 마지막 순간에 도망갈 구명을 미리 만들어 놓은 것에 불과하기 때문이다.

하지만 의사들의 그런 주술에 이미 길들여진 환자와 환자의 가족들은 그 순간까지도 의사라는 주술사의 말에 고분고분 순종한다. 멘델존 박사가 지적한 것처럼, 환자가 그 어떤 위험한 상황에 처해도 의사라는 주술사가 손해 보지 않는 이유는 바로 그 때문이다. 정작 환자를 위험에 빠뜨린 장본인은 자신이면서도, 의사라는 갑의 지위를 이용하여 환자와 환자의 가족들로부터 어떠한 피해도 받지 않도록 사전에 만반의 준비와 조치를 취해놓는 것이다.

멘델존 박사는 또한 "대부분의 사람들은 첨단 의료란 멋진 것이고, 그 기술을 가진 명의에게 치료를 받으면 건강해질 것이라고 믿는다. 그러나 이는 대단한 착각이다. <u>의료 행위의 당사자인 의사들이야말로 건강을 위협하는 가장 위험한 존재</u>"라 밝히고 있다.

실제로 최근의 의료 광고를 보면, '최신', '첨단', '최고', '고급', '세계적인'과 같은 단어들이 쓰인다. 생명을 다루는 의학이 유행을 따라서 피고 지는 상품이 되어버린 것이다.[4]

즉, 병원에서 환자들은 사용자-소비자, 즉 환자가 자신에게 무엇이 필요하고 무엇을 사고 싶은지 결정해 돈을 지불하는 것이 아니라 의사가 그것을 결정하고 정부가 돈을 지불한다. 이런 구조에서는 의사와 정부만 영향권에 두면 소비자에게 과잉 구매를 유도할 수 있다. 크게 의미 없는 건강상의 개선이나 병세의 호전을 위해 무한 소비를 시킬 수 있는 것이다. 경제학 용어로 표현하면, 수요의 가격 탄력성이 거의 제로이다. 이는 얼마 전까지 횡행하던 장례식장의 폭리와 비슷하다. 가격과 품질을 비교해 더 좋은 가격, 더 좋은 품질의 상품이나 서비스를 선택할 자유나 여유가 없는 사람에게 무한 바가지를 씌울 수 있다.[5]

의사들은 합법적 살인 면허증을 가진 사람들이다

2017년 5월 20일, 우리나라 의료계에 충격적인 일이 벌어진 바 있다. 고려대학교 의과대학에 재학 중인 한 학생이 지인과 주고받은 '카카오톡' 메신저 대화에서, 의사를 일컬어 '합법적 살인 면허증을 가진 사람'이라고 표현했으며 이를 두고 학교 측에서 해당 학생에 대한 징계위원회를 연 것이다. 당시 휴학 중이었던 A씨는 자신이 그러한 발언을 한 점에 대해 소셜 네트워크 서비스(SNS)에 사과문을 올렸으나, 고려대학교 의과대학 측은 A씨가 학교의 명예를 심히 실추시켰다는 점을 이유로 들며 그에 대한 처벌 수위를 높일 것을 논의했다.

고려대학교의 징계규정 제7조에 따르면, '학생 신분에 벗어난 행위를 하여 학교의 명예를 실추시킨 학생'은 근신·정학·퇴학 등의 징계 처분을 내릴 수 있다. 당시 고려대학교 의과대학 관계자는 이 사건에 대해 "아직 징계위원회 개최 전이기 때문에, 최종적으로 어떤 결론이 날지는 다음 주가 되어봐야 알 수 있다."라고 밝히는 동시에 "A씨는 자신의 메신저 발언이 논란된 이후로 외부와의 접촉을 일체 피하고 있는 것으로 알고 있다."라고 전했다.

A씨는 해당 발언 때문에 학교 측의 징계를 받았지만, 나는 그의 발언에 동의하는 입장이다. 굳이 A씨의 말을 빌려오지 않더라도, "의사는 면허증이 있는 합법적인 살인자"이다. 이는 곤도 마코토 박사가 『의사에게 살해당하지 않는 47가지 방법』이라는 그의 저서를 통해 이미 고백한 말이기도 하다. 이러한 고백들은 많은 현직 의료인들에게 큰 각성과 성찰의 시간을 주었다. 왜냐하면 자신들 또한 똑바로 정신을 차리지 않으면 '합법적인 살인 면허증이 있는 살인자'로서의 의사가 될 수도 있다는 점에 공감했기 때문이다. A씨와 곤도 마코토 박사는 자신들이 내린 진료와 약물 처방 결정 및 수술 행위가 자칫 잘못하면 살인 행위로 이어질 수도 있다는 사실을 이미 깨치고 있었던 것이다.

이에 더해 세계적으로 '미네랄 닥터'라고 알려져 있는 조엘

윌렉 박사(1991년 노벨평화상 후보)의 고백 또한 우리 의료계에 첨예한 경각심을 불러일으키기에 충분했다. 그는 『죽은 의사는 거짓말을 하지 않는다』에서 이렇게 밝히고 있다.

> 120세나 140세까지 살아남기 위해서는 기본적으로 해야 할 일이 있습니다. 먼저, 군대에 다녀 온 분들은 다 아시겠지만, 지뢰를 밟아 폭사하는 것처럼 무모하게 죽지 말아야 합니다. 무모한 죽음이란, 예를 들어 권총을 들고 러시안 룰렛을 한다거나, 지나치게 담배를 피우고 술을 마신다거나, 검정색 옷을 입고서 새벽에 고속도로 한복판을 달리다가 차에 치여 죽는다든가 하는 어리석은 일들입니다. 미국에서는 이와 같은 어리석은 행위를 하다가 사망하는 사람이 수만 명에 달하고 있습니다. 지뢰를 피하듯, 무모하게 죽지 않기 위해서 여러분에게 마지막으로 꼭 드리고 싶은 말씀이 있습니다. 바로 의사에게 가는 것을 피하라는 것입니다. 왜냐하면 의사가 여러분을 죽일 확률이 반반이기 때문입니다.
>
> 1999년 1월 13일, 소비자 보호단체인 랠프 네이더 그룹에서 미국 소재 병원에서 있었던 사망의 원인을 3년에 걸쳐 연구한 끝에 1,500페이지에 달하는 연구 보고서를 발표했습니다. 시간 관계상 그 내용을 모두 말씀드릴 수는 없고, 결론만 말씀드려도 우리에게 시사하는 바가 클 것입니다.

나 역시 A씨와 곤도 마코토 박사, 그리고 조엘 월렉 박사의 말을 들으면서 많은 성찰을 했다. 이처럼 의료 현장에 종사하는 사람들은 항상 자신의 의료 행위가 정말로 환자에게 옳은지 그른지에 대해 신중에 신중을 기하며 진료 및 치료 행위에 임해야 한다. 즉 자신의 의료 행위가 자신도 모르는 사이 살인 행위로 이어질 수 있음을 늘 마음 깊이 새겨 두어야 한다. 그리고 그 길만이 명의가 될 수 있는 길임을 잊지 말아야 한다. 이러한 점에 입각하면 앞선 그들의 발언은 의료인과 예비 의료인으로서의 처절한 자기반성과 각성에서 나온 결연한 양심선언이었던 셈이다.

사람 잡는 오진

2017년 10월 17일 자 〈동아일보〉에는, '패혈증 모르고 엉뚱 처방 … 의료 사고 주의보'라는 제목하에 다음과 같은 충격적인 기사가 실렸다.

간경변증 환자인 60대 초반 A씨는 복수가 차오르고 온몸이 붓자, 5월 31일에 경기도의 한 종합병원을 찾았다. 의료진이 이뇨제와 혈액 대체재를 써서 혈압을 되돌리려 했음에도 불구하고 A씨는 이틀 만에 숨졌다. 사망진단서에 기재된 A씨의 사망 원인은 '간경변증에 따른 호흡 부전'이었으나, 한국의료분쟁조 정중재원(중재원)이 A씨의 의료 기록을 검토해본 결과 실제 사 망 원인은 자발성 세균성 복막염이 악화한 '패혈증'이었다. 환 자의 맥박, 호흡, 혈압이 하나같이 패혈증 진단 기준에 맞아떨 어졌지만, 의료진이 엉뚱한 약만을 처방한 것이다.

이민호 중재원 상임감정위원(한양대학교 의과대학 명예교수)은 최근 3개월간 접수된 패혈증 사망 사건 20건을 분석한 결과, A 씨처럼 최초 사망진단서에 사망 원인이 패혈증 대신 다른 병명 으로 기록된 사례가 13건이었다고 밝혔다. 통계청이 집계한 지 난해 패혈증 사망자는 3,596명으로 전체 사망 원인 중 12위다. 하지만 이처럼 숨겨진 사망자를 포함하면, 패혈증으로 인한 사 망자는 당뇨병 사망자(9,807명)의 수치와 비슷할 가능성을 배 제할 수 없는 셈이다.

또 2017년 11월 28일, 모든 언론은 일제히 "멀쩡한 사람 '암 진단' 내리고 전립선 제거"라는 다음과 같은 내용의 보도를 하 여 국민들에게 다시 한번 큰 충격을 주었다. 아래는 해당 기사 의 발췌문이다.

경기도 수원에 위치한 아주대학교 병원에서 암 조직 검사 검 체가 뒤바뀌는 바람에 멀쩡한 환자의 전립선을 제거하는 의료

사고가 발생했다. 28일 아주대학교 병원에 따르면, A씨(68)는 지난 8월 혈뇨 증상으로 입원해 조직 검사를 받았다가 전립선 암 3기 진단을 받았다. 이에 따라 A씨는 지난달 11일 7시간이 넘는 수술을 받고, 전립선의 대부분을 떼어낸 뒤 20일 퇴원했다. 하지만 A씨에게 내려진 전립선암 3기 진단은 오진이었다. 수술 후 병원 측이 A씨의 경과를 살펴보던 중 이상한 점을 발견했고, 조직 검사 과정에서 A씨의 검체가 다른 암 환자의 그것과 뒤바뀐 사실이 확인되었다.

병원 측은 A씨의 몸에서 떼어낸 전립선 등으로 재검사를 했지만 암세포는 발견되지 않았다. 수술을 받지 않아도 될 환자에게 있지도 않은 암 진단을 내리고, 제거 수술까지 감행한 것이다. 이 때문에 A씨는 수술 후 소변이 줄줄 새는 후유증 때문에 기저귀를 차고 생활하는 것으로 알려졌다. 덧붙여 복부에는 수술 흉터가 선명하게 남아있다. 아주대학교 병원 관계자는 조직 검사 검체를 관리하는 병리과 직원의 실수로 환자 슬라이드가 바뀌었다며, 피해 환자와 보상안을 협의할 것이라고 해명했다.

참으로 끔찍하고 무서운 의료 사고다. 이처럼 현대 의학에서 행하는 치료 행위는 틀리거나 효과가 없는 경우가 부지기수다. 이에 더해 치료를 받은 뒤 외려 앞선 기사들에서 언급한 예시에서처럼 잘못된 진단과 치료로 인해 목숨을 잃는 경우도 허다하다.

의사들의 이러한 의료 사고 및 근무 태만에 대해, 변호사이자 미국의 유명한 소비자 보호·반공해운동(反公害運動) 단체 지도자인 랠프 네이더(〈타임〉지에서 '20세기 가장 영향력 있는 미국인 100인' 중 한 명으로 선정되기도 하였다.) 또한 일견을 보태었다. 그는 "병원에서만 매년 미국인 30여만 명이 의료태만 행위로 인해 죽어간다."며 "이것이 너무나도 큰 숫자이기 때문에 다시 한번 크게 외치는 것이다."라고 설파한 바 있다.

그러면서 그는 "의사들은 환자가 숨졌을 시에 진료 차트에 '환자가 X-ray를 기다리는 동안 어느 구석에 방치되어 조용히 숨졌다'라고 쓰지 않고, 'Kill(죽이다)'이라는 단어를 썼다. 구태여 '죽이다'라는 단어를 사용한 것은 의사가 의료 행위를 할 때 과오를 범하는 것을 뜻한다."라고 밝혔다. 다시 말해 약을 잘못 처방한다거나, 소수점을 잘못 찍어 약의 용량을 잘못 알려주는 등 의사들의 실수로 인해 매년 30여만 명의 미국인들이 죽어가고 있다는 것이다. 이 외에도 다음과 같은 의료사고가 허다하다.

병원 감염 사례 역시 무척 많다고 한다. 병원에 갔다가 오히려 병균에 감염되는 것이다. 어떤 항생제도 효과가 없는 슈퍼버그도 대부분 병원에서 감염되는 것으로 알려져 있다.

약물 과다 복용과 오용으로 인한 약화 사례 또한 많다. 모든 사망 원인 중 10퍼센트는 약화로 알려져 있다. 이는 총기로 인한 사망의 세 배에 이른다. 은폐하고 은폐해도 그 정도니 실제로는 훨씬 많을 것이다.

약화 가운데, 약을 환자에게 투여 가능하나 부작용으로 사망하는 것이 아니라 명백히 투여하면 안 되는 약을 처방하여 사망한 경우가 8퍼센트에 이른다고 한다. 아예 약을 먹지 않으면 사망 원인 중 10퍼센트 정도는 피할 수 있게 되고, 약을 조금 가려 먹으면 그 숫자를 훨씬 높일 수 있다는 이야기다.[6]

의사들의 지출 내역 가운데 의료사고 대비용 보험료가 많은 비중을 차지하고, 엄청난 액수가 의료사고 무마용으로 사용된다는 점을 알게 된다면 놀라지 않을 수 없을 것이다. 더 가관인 것은 의사들 중 애초에 병이 없는 환자인데도 충분한 검토를 하지 않은 채 치료부터 하려 드는 경우가 있다는 사실이다.

즉 '있는 병을 치료하는 것'이 아니라 '없는 병을 만들어 치료하는 것'이다. 우울증, 고콜레스테롤증, 역류성 식도염, ADHD, 관절염, 만성피로, 불면증으로 진단되는 많은 경우가 그렇다. 가끔 일어나는 자연스러운 생리현상들을 병으로 진단하고 효과나 안전성이 검증되지 않은 습관성 약품을 남발하는 것이다.[7]

이러한 상황들에 따라 의사들의 치료 행위에 의한 위험성은 계속해서 증가하고 있다. 문제는 타국들보다 우리나라에서 이러한 의료 사고와 분쟁이 더욱 많다는 점이다. 환자에게 병이 없거나 다른 증상을 가지고 있는데도 의사들은 충분한 검토와 확실한 진단도 하지 않은 채 자신들의 밥벌이를 위해 치료부터 하려 드는 경우가 많다. 이에 따라 의료 사고가 자주 발생하는 것이다.

자신의 의료 행위에
절대로 책임지지 않는 의사들

의료 현장에서 조금만 주의 깊게 살펴보면, 의사들이 얼마나 많이 자신들의 일에 책임지지 않는지 금방 알 수 있다. 의사들은 최첨단 의료기기를 써서 병명을 알아내긴 한다.

서양 의학에서는 병의 이름이 결정되어야 치료를 할 수 있기 때문이다. 서양 의학에서 진단의 목적은 병의 이름을 결정하는 데 있고, 병명이 결정되면 치료 방법이 그 안에 있으니, 무슨 병은 어떻게 치료하면 된다는 것이 실험에 의해 정해져 있다. 그러므로 병 이름을 판정하고 그 병 이름에 해당하는 처리를 하면 의사의 임무는 끝나는 것이다.

그러나 실제로는 병 이름을 결정하는 것이 반드시 치료에 불가결한 것이라고 볼 수 없다. 병 이름을 몰라도 잘 치료할 수 있고, 병 이름을 안다고 하더라도 치료 효과가 신통치 않은 때도 얼마든지 있다.

한의학에서는 병 이름을 몰라도 치료에 조금도 불편이 없다. 병 이름은 질병을 서술하고 구분하기 위한 목적을 가진 개념에 불과한 것이고, 그것으로 곧 치료 방법을 결정할 수 없으니, 병명을 알지 못하면 치료를 하지 못하는 의학은 지금까지 병명이 판정되지 못한 허다한 질병을 치료하지 못할 것이고, 병명에 의해 치료 방법이 고정된 의학은 병자 한 사람마다 고유의 특질을 무시할 염려가 많다.

환자 한 사람마다의 체질이라는 것이 있어서, 병 이름은 같아도 증세는 모두 다르니, 병 이름에 의지하여 치료 방법을 일률적으로 적용한다면 큰 무리가 따를 것이다. 그러므로 병명보다 치료 방법을 정하는 것이 효율적이다.[8]

실제로, 대부분의 양의사들은 병명을 알아냈더라도 그 병을 제대로 고쳐내지는 못한다. 이처럼 환자의 병은 치료하지 못하는 한편, 그에 따른 모든 책임은 환자에게 떠넘긴다. 병을 알아냈으면 적절한 수술을 하거나 약물을 복용하게끔 해서 병을 완전히 치유시켜야 하는데, 피상적인 진료와 진료비만을 요구한다. 치료 중 환자와 가족들이 겪게 될 고통과 경비는 자신들이 알 바 아니라는 것이다.

이에 대한 곤도 마코토 박사의 증언은 정말 뼈아프다. 그는 『의사에게 살해당하지 않는 47가지 방법』을 통해 "의사는 폭력배나 강도보다 무서운 존재"라며, "폭력배는 보통 일반 사람들을 죽이거나 신체 부위를 절단하지 않는다. 강도는 대개 돈만 빼앗는다. 하지만 의사들은 환자를 위협해서 돈을 지불하게 할 뿐만 아니라 환자의 몸을 상하게 하거나 생명까지 잃게 한다."라는 충격적인 증언을 하고 있다. 그러면서 그는 "한마디로 의사에게 살해당하지 않는 방법을 습득하고 그것을 당신 자신의 것으로 만들어, 무의미한 죽음에서 스스로를 지킬 수 있도록 해야 한다."라고 경고하고 있다.

나는 의료인 중 한 사람으로서 감히 장담한다. 현대 의학을 구성하는 의사와 병원, 약과 의료 기구의 90퍼센트가 사라지면 현대인의 건강은 지금보다 훨씬 좋아질 것이다. 솔직히 말하건대, 이제는 '의료 공장'이 되어버린 병원에서 제대로 건강을 되찾을 환자는 그리 많지 않을 것이다. 멘델존 박사는, 이미 의료 공장이 되어버린 병원에서는 병을 고치러 온 환자를 사람으로 간주하지 않은 지 오래라고 밝혔다. 의료 공장으로서의 병원은 환자를 단지 자신들의 경영 상태를 개선하기 위해 찾아와 준 재료로 여길 뿐이다. 특히 임산부는 병원에 가지 않을수록 좋다. 그들 또한 임산부가 아니라 그저 한 명의 환자로서 취급받기 때문이다. 의사에게 있어서 산모의 임신과 출산은 9~10개월에 걸친 '병'이고, 임산부는 그저 병을 낫기 위해 찾아온 환자에 불과할 뿐이다.

실제로 의료 현장에서, 의사는 임산부의 태아 감시 장치가 이상을 나타내는 경우, 곧바로 생사가 걸린 상황이라며 산모에게 바로 제왕절개 수술을 받을 것을 권한다. 그러나 정말로 위험한 것은 의사가 제왕절개 수술을 하는 그 순간이다. 산모와 태아가 모두 살면 의사는 영웅이 되고, 둘 중 한쪽 혹은 양쪽이 생명을 잃는다면 산모와 태아의 상태가 좋지 않았기 때문에 어쩔 수 없이 사망했다며 책임을 그들에게 떠넘길 것이기 때문이다.

이처럼 의사는 절대로 의료 사고의 책임을 지지 않는다. 오히려 책임을 지는 쪽은 언제나 환자이다. 멘델존 박사 또한 "오죽하면 '의사는 실패를 관 속까지 가지고 간다.'는 낡은 격언이 아직까지도 유효하지 않겠는가."라고 반문한다.

감기에 걸린 사람 또한 병원에 가지 않는 것이 바람직하다. 대다수의 의사들이 감기에 걸린 환자에게 항생제를 투여하지만, 항생제는 감기나 인플루엔자에 효과가 미미할 뿐만 아니라 외려 그것이 원인이 되어 감기를 더욱 악화시킬 수도 있기 때문이다.

멘델존 박사는 현대 의학이 이제 사람의 병을 고쳐주는 의술 및 인술의 과학이 아니라, 환자라는 맹신도의 신뢰 없이는 존재할 수 없는 종교가 되어버렸다고 비판한다. 의료 행위의 당사자인 의사들이 사람들의 건강을 위협하는 가장 위험한 존재가 된 이유는 그 때문이다.

그렇기 때문에 이제부터라도 우리는 병원을 찾기 전에 우리들이 먼저 의사를 조심해야 한다. 명의를 가장한 채 과잉 의료를 일삼는 의사들을 의료 현장에서 몰아내야 한다.

요즈음 우리는 건강 관련 정보를 정말 쉽게 접할 수 있다. 인터넷 포털사이트 등에는 건강에 관한 무수한 글과 동영상이 떠돌아다닌다. 또 많은 의료인이 건강 관련 방송 프로그램뿐만 아니라 다양한 TV 방송에 출연하여 수많은 건강 정보를 전달해준다. 그런데 의사들은 TV 등의 방송 매체에 나와 각종 질병에 관한 이야기를 하며 멀쩡한 사람들에게 불안감을 조성해놓고서는, 막상 그들이 병원에 찾아와 치료를 받으면 그 치료 결과에 대해서는 책임을 지지 않는다.

즉 언론에서 다루는 건강 정보들의 내용은 너무나 단편적이고, 증상과 해법만 있을 뿐 정작 중심이 되는 사람이 빠져 있다. 게다가 의사들 중 누구도 자신들이 제공한 정보에 대해서 책임지지 않는다. 좀 더 원색적으로 말하자면 '이러면 좋다, 아니면 말고' 식의 정보가 난무한다. 그러다 보니 듣는 입장에서는 도무지 뭐가 뭔지 판단하기가 어렵게 된다.[9]

덧붙이자면 사람들은 건강검진에 있어서 위양성에 관해 너무 관대한 태도를 취한다. 위양성 높은 검사 방법을 정확도 높은 검사로 오해하는 풍토마저 있다. '병이 있는 줄 알았는데 없으니 좋잖아' 하고 넘어가는 것이다.[10]

그렇다. 명의는 없다. 명의는 없고, 의사라는 이름을 내건 사기꾼들이 만연한 것이 요즈음 우리나라 의료 현실의 세태이다. 그래서 현대 의학의 아버지인 히포크라테스는 선언하지 않았던가.

나는 환자의 건강과 생명을 첫 번째로 생각하겠노라.

지당한 말씀이다. 의사들이 진정으로 히포크라테스 선서를 충실히 이행한다면, 환자라는 신도들이 자신을 맹신하고 의존하도록 만들어서는 결코 안 된다. 약의 효능과 부작용을 저울질할 때도, 의사는 먼저 환자의 건강을 고려해야 한다. 그러나 안타깝게도 히포크라테스 선서는 '현대의학교'라는 종교의 부패한 윤리 규범에 의해 일그러지고 말았다. 덧붙여 멘델존 박사는 이 선서가 본래 의도와 달리 하나의 '종교 철칙'으로 바뀌고 말았다고 엄중하게 경고한다.

나는 환자가 아니라 치료를 첫 번째로 생각하겠노라.

멘델존 박사는 이 새로운 철칙 속에는 약물 요법이든, 수술이든 간에 의사가 치료 행위를 하지 않는다면 환자가 해를 입을지도 모른다는 기묘한 논리가 숨어 있다고 말한다. 의사들은 그동안에 해당 환자에게 행해졌던 의료 행위가 어떠했는지는 전혀 고려하지 않는다. 또한 그 행위가 어떠한 해를 끼쳤는지도 전혀 문제 삼지 않는다.

사실상 회생의 가망이 없는 환자들을 대상으로 '의미 없는 치료'를 계속하면서도, 의사는 고가의 최첨단 의료기기라는 무기로 환자와 환자의 가족들을 현혹한다. 그리고 환자와 그 가족들로부터 고액의 의료비를 긁어모은다.

이는 의사들의 모순적인 행태가 잘 드러난 것이다. 평소 자신들만이 과학성을 독점하고 있다는 높은 권위의식과 강한 우월감을 내보이던 그들이 경제적 이익이 생기는 일 앞에서는 그 위치를 너무 쉽게 포기해버린다는 것을 알 수 있다.

이제 이런 이율배반적인 행태를 가만 두고 봐서는 안 된다. 환자들은 법적인 대응은 물론, 무슨 수를 써서라도 철면피 같은 가면을 둘러쓴 의사들을 의료 현장에서 몰아내야 한다. 그러나 답답한 것은, 웬만한 일로는 법적으로 환자가 의사를 이길 수 없다는 점이다. 여기에도 갑과 을이 정해져 있기 때문이다. 갑의 위치에 있는 의사들이 치료라는 명목하에 자신을 찾아온 환자들에게 애먼 짓을 해도, 그에 따른 모든 책임은 을의 입장인 환자와 그 가족들에게 덮어씌워진다. 예를 들어, 만약 한 의사가 동네 사람들을 다 죽여도, 그는 쉽사리 감옥에 수감되지 않을 것이다. 의료적 약자인 환자들은 고통은 고통대로 받고, 재산은 재산대로 잃으면서 병도 치유하지 못한 채 제대로 하소연조차 하지 못하는 것이다.

이처럼 잘못된 의료법은 당장 개정되어야 한다. 그리고 개정된 법에 따라 수술이 잘못되거나, 잘못해서 환자에게 장애가 생기거나, 환자의 고통이 심해지거나 죽음에 이르게 될 경우, 그 의사의 의사 자격증을 박탈해야 한다. 그래야 의사들이 함부로 수술을 하지 않게 된다. 그러지 않고서는 의료계를 상대로 어떤 소송을 해도 대부분 환자 측이 진다.

도대체 이런 의료법은 누구를 위해서 만들어진 것인가? 반대로 한의사가 침을 놓다 실수해서 환자가 죽게 되면 그 한의원은 그날로 문을 닫아야 한다. 하지만 큰 양의학 병원들은 하루에도 수없이 많은 사람을 사망하게 만들고, 실험 삼아 수술을 감행하고, 아무런 확증도 없이 신약을 투여해도 날로 번창해간다. 이 어찌 놀라운 일이 아니겠는가?

의사 또한 그렇게 자신이 있지 않은 수술이라면 일찌감치 포기해야 한다. 수술 뒤에 최첨단 의학이니 의료기기니, 과학이니 하면서 인체에 나타나는 부작용과 합병증 및 통증을 환자 탓으로 모는 행위는 극악무도한 만행이나 다름없다. 최첨단 의료기기를 이용하여 아무리 수술을 잘했을지라도, 환자가 사망하거나 그 후유증으로 새로운 부작용이 생긴다면 그게 무슨 명의

인가? 아무리 약물 처방을 잘한다고 해도, 그 약물을 복용한 뒤 새로운 후유증이 생긴다면 그게 무슨 명의란 말인가?

이 자리를 빌려 의사와 병원은 물론 한의사와 한의원들에게 강력히 권고한다. 환자의 고통을 교묘하게 이용하여 평생 약을 먹게 하거나 의료 사고에 대한 책임을 더 이상은 환자 탓으로 돌리지 말라고. 자신이 환자를 시술했으며, 자신이 처방한 약이라면 반드시 그에 대한 책임 또한 지라고. 불안감을 조성하여 환자로 하여금 자신만 믿고 따르는 광신도가 되게 하지 말라고. 의사 단체들은 국가를 공갈 협박해 온 국민을 건강검진으로 불러내서는 안 된다고. 제약회사의 교활한 간계에서 벗어나라고.

지금 이대로 간다면 머지않아 우리나라는 의료비 때문에 국가 파산이 될지도 모른다. 국가가 의사와 병원들에게 끌려다니면 끌려다닐수록 파산의 날은 더욱 빨리 올 것이다.

제2장
건강검진 절대로 받지 마라,
평생 먹는 약은 없다

"몸을 잘 관리하는 자는 자녀에게 재산과 행복을 물려주지만,

그렇지 못한 자는 가족에게 가난과 원망을 물려줄 것입니다.

특히 몸에 갑자기 통증이 오거나 이상 징후가 여기저기서 나타나면

그 병은 이미 오래된 것입니다.

따라서 인내심을 가지고 치료해야 완치될 수 있습니다.

이 세상에 평생 먹는 약은 없습니다.

약을 오래 복용하면 반드시 부작용이 발생합니다.

고혈압은 규칙적으로 운동하면 사라지고,

당뇨와 중풍은 음식을 조절하면 서서히 없어집니다.

약을 평생 복용하라는 말은 고칠 수 없다는 뜻입니다.

모든 약이 다 그렇습니다."

- 동중당 한의원

건강검진의 진실
– 병원의 돈벌이 수단

멘델존 박사에 의하면, 본래 정기 건강검진은 공장 노동자나 매춘부와 같이 몸이 상하기 쉬운 직업을 가진 사람들에게만 권해졌다고 한다. 이처럼 극소수에게만 정기적으로 실시하던 건강검진이 현대를 살아가는 모든 사람이 의무적으로 받아야 하는 의료 행위가 된 시기는 '세계 대공황' 즈음이다. 의료업계는 불황 타개를 위해 건강검진의 중요성을 선전하며, 자각 증상이 없는 사람들까지도 일 년에 한 번씩 병원으로 불러들였다.

우리나라도 건강검진이 시행된 지 어느덧 30여 년이 지났다. 시행 초기에는 건강보험증을 지닌 공무원이나 대기입 사원들에게만 국한되었던 것이 국가 차원에서 대상자를 지속적으로 확대해 지금은 전 국민을 대상으로 실시하고 있다. 또한 텔

레비전에서는 치료 시기를 놓쳐 힘들어하는 환자의 모습을 보여주는 한편 시기적절하게 건강검진을 받아 적절한 치료로 건강을 회복한 사람들의 모습을 보여주며 건강검진을 제때 받을 것을 독려한다. 의료업계의 희망대로 아주 성공적인 결과다.

의사들은 건강검진을 통해 아무리 조그만 증상이라도 이상 징후를 발견하면, 정밀 검사를 다시 받게 해 사람들의 주머니를 털어냈다. 진짜 병인 것으로 판정되면 그 순간부터 그 사람은 의사라는 교주에게 매달리는 신자가 되어 오로지 의사가 시키는 대로 움직이며 의사를 위한 현금 지급기 노릇을 하게 되고 만다.

거액을 들여 건강검진을 한 사람들은, 돈을 적게 주고 건강검진을 한 사람들보다 자신들이 훨씬 더 정확하게 검진받았을 것이라고 생각했다. 그러나 그것은 한마디로 착각이다. 그렇다면 과연 건강검진은 사람을 더욱 건강하게 만들어줄까? 건강검진을 받으면 건강 지수가 올라갈까?

곤도 마코토 박사와 멘델존 박사는 건강검진을 시행한 날에 수술이 더 많이 자행되고, 더 많은 사람이 죽었다는 통계를 발표했다. 실로 놀랍고 무서운 일이다. 건강검진을 받는 순간부터, 환자와 환자의 가족은 모두 의사의 맹목적인 신도가 되어 그가 시키는 대로 하게 된다. 그 결과 그들은 평생 정기적인 진단과 함께 약을 복용하게 되는 것은 물론 해마다 건강검진을 받게 된다. 많은 의사들은 환자의 치료가 목적이 아니라, 환자들로부터 돈을 갈취하는 데 초점을 맞추고 있다. 건강검진에서 조금만 이상한 점이 발견되어도 정밀 검사니, 조직 검사니 하며 건강 염려증을 유발해 재검사를 받도록 하는 것이다.

그러나 사람의 몸은 소우주요, 그 안에는 정신이 깃들어 있어 측정할 수 없는 변화가 일어난다. 그런데 사람이 아파서 병원에 가면 의사들은 검진 및 검사를 엄청나게 한 뒤, 대부분은 환자의 몸에 큰 이상이 없다고 말한다. 그렇다면 환자가 아프다고 한 것은 거짓말이라는 뜻인가? 환자가 아프다고 하는데도, 첨단 의료기기에 나타난 수치에 큰 이상이 없다는 상황은 의사가 환자의 건강검진을 제대로 하지 못하고 있다는 증거이다. 환자가 아프지 않은데도 아프다고 거짓말할 리는 없지 않은가.

설혹 첨단 의료기기를 통해 환자의 아픈 곳을 찾아내더라도 오진인 경우가 허다하다. 더 무서운 점은 사람이 사망하기 한 시간 안에 시행되는 온갖 검사가 너무도 많다는 것이다. 이는 의사로서의 양심을 모두 저버린 채 다 죽은 사람을 대상으로 만행을 저지르는 것과 마찬가지다. 거의 숨이 끊어져가는 환자에게서 피를 뽑아 최첨단 의료기기를 이용해 검사를 한들 무슨 소용이 있단 말인가? 이때 시행되는 검사들은 단지 의사가 돈을 벌기 위한 절호의 기회이자 최고의 돈벌이 수단일 뿐이다.

여기에 제약회사와 의료기기 판매업자까지 끼어들면, 더 말해 무엇하겠는가? 환자는 속칭 '봉'이 되어버리고, 의사, 제약회사와 의료기기 상사는 더 많은 이익을 창출하기 위해 머리를 알

파고처럼 굴리며 환자들을 농락하기 마련이다. 의사 단체들은 또한 국가를 협박하여 모든 국민에게 정기적으로 건강검진을 받도록 하고, 건강검진을 받지 않는 국민은 불이익을 받게 함으로써 한 명이라도 더 검진을 받게 하기 위해 혈안이 되어 있다.

치과병원도 같은 이유로 정기적인 검진의 중요성을 설명하며 사람들을 치료실로 불러들인다. "아이는 세 살이 되면 치과 의사에게, 일곱 살이 되면 치열교정 의사에게 검진을 받아야 한다."라는 치과 검진 통지서를 받는 순간, 그 아이와 부모는 치과의 볼모가 된다. 그러나 치과 의사가 사용하는 치아 진단장치는 충치 같은 각종 균을 건치에 전염시키며, 치열교정이라는 특별한 기술은 아직까지도 그 효과가 밝혀지지 않고 있다. 이와 같은 사실은 치과 의사들이 주장하는 정기 검진이 환자들에게 아무런 이득도 주지 못한다는 것을 의미한다.

미국 의사들의 모임 연합체가 만든 웹사이트 www.choosing-wisely.org에서 보도한 내용을 보면, '의사의 현 보수체계를 건드리지 않고 줄일 수 있는 불필요한 과잉 의료가 30퍼센트' 정도라고 한다.

또한『의사들이 해주지 않는 이야기』를 쓴 린 맥타가트에 의하면, 제도권 현대 의학에서 실시하는 대부분의 검사가 필요 없거나 부정확해 결과를 믿을 수 없거나 검사 과정이 위험한 범주에 들어간다.

양방 의학계에서는 검사를 많이 받을수록 좋다는 분위기가 팽배해 있다. 또한 많은 검사를 받게 하는 것이 실력 있는 의사라는 묘한 경쟁심도 존재한다. 인턴이나 레지던트 시절 필요한 검사를 하나라도 누락했다가는 지도교수의 질책을 받는 교육 시스템도 이러한 현상을 초래하는 한 가지 원인이다. 뿐만 아니라 의료 관련 소송을 당할 경우, 필요한 검사를 누락한 의사가 책임을 추궁당하는 일도 과잉검사의 중요한 원인일 것이다.[1]

대학병원이 더 무섭다

언제부터인가 우리나라 국민들 사이에, 가장 좋은 병원은 '대학병원'이라는 인식이 널리 퍼졌다. 오래 기다리는 반면 상담은 짧지만 대형 병원에 전국의 환자가 집중되는 현상은 그곳에 가면 병을 더 잘 고치지 않을까 하는 믿음 때문일 것이다. 물론 맞는 말이다. 대학병원은 수많은 의과 대학생들이 피땀 흘리며 공부하고, 그렇게 노력하며 수련의를 거쳐 의사가 되는 곳이다. 또한 검사와 치료를 위한 최첨단 시설, 많은 치료 사례, 게다가 연구 성과도 일반 병원보다 훨씬 앞서가고 있다. 그러나 이와 같은 인식은 일반 병원이 제대로 기능을 못 하던 구시대의 일이다. 지금은 사정이 완전히 달라졌다.

대학병원 등의 대형 병원은 하나의 생명체처럼 자체 시스템
으로 돌아가고 있기 때문에 환자가 질병이란 이름표를 붙이고
그 속에 들어서는 순간, 개인은 사라지고 병명만을 지닌 익명
의 누군가가 되어버린다. 거대하고 절대적인 힘을 가진 의료
시스템은 개인을 무력하게 만든다.[2]

지난 2015년 메르스(MERS: Middle East Respiratory Syn-
drome) 사태 때 대학병원의 한계와 위험성이 증명되지 않았던
가? 당시 우리나라 최고의 대학병원 중 하나로 정평이 난 S병
원에서 메르스 환자가 발생한 뒤, 그 병원을 기점으로 우리나라
전역으로 그 병이 번져갔던 것을 국민들은 아직도 생생히 기억
하고 있다.

그뿐만이 아니다.

2009년 갑자기 멕시코에서 번지기 시작해 전 세계를 공포
로 몰아넣었던 신종 인플루엔자(신종플루)를 기억할 것이다. 발
견 초기에 두서없이 내보낸 신문기사들로 인해 병의 원인이 돼
지로 잘못 알려져 한때는 수많은 돼지가 도살당하는 일까지 있
었다. 결국 한국 축산업계에서는 신문광고로 이 병과 돼지가 관
련이 없다는 광고를 내기도 했다.

버스나 지하철 안에서는 옆 사람이 기침을 하면 모두 슬슬

자리를 피하는 경우도 있었다. 신종플루가 퍼지기 시작하자 불안과 공포에 빠진 사람들은 식당, 술집, 극장, 헬스장, 백화점 등 사람이 많이 모이는 곳에 가는 것을 꺼리게 되었고, 결국 가게 문을 일시적으로 닫거나 아예 폐업하는 곳까지 속출했다.

신종플루는 사람과 사람끼리 공기 중으로 전염되는 호흡기 질환인데도 때아닌 손 씻기 운동이 벌어져서 손 소독제 제품이 불티나게 팔려나갔다. 위생과 면역력이 강조되면서 건강식품 업계와 한의학계는 때아닌 호황을 누렸다. 의학계에서도 호흡기내과, 이비인후과, 소아청소년과 등이 호황을 누렸다.

예방접종약과 신종플루 백신은 품귀 현상을 빚으며 제약회사들의 주가 상승에 이바지했다. 감염자들이 폐렴 합병증으로 사망했다는 사실이 보도되자 당시 부족한 신종플루 백신 대신 폐렴 백신이라도 맞고 보자는 사람들이 부쩍 늘어나는 일까지 벌어졌다.

한편, 한 대학병원에서는 네 살짜리 아이에게 타미플루를 너무 많이 먹인데다 일곱 살 이상만 투약할 수 있는 약을 처방하는 황당한 사고도 있었다. 또 서울의 한 유명 대학병원은 신종플루 환자의 사망 사실을 뒤늦게 보고해 물의를 일으키기도 했다. 치료 거점병원을 지정할 때에는 유명 대학병원들 중에서 신청을 아예 하지 않는 곳두 있었다. 화진검사 비용도 병원마다 달랐는데, 신종플루 검사를 통해 수익 올리기에 급급하다는 비판이 제기될 정도로 일부 병원들에서는 환자에게 부담스러운 검사비를 받았다. 특히, 대형 대학병원의 검사비가 비쌌는데, 기본 수가에 높은 종별가산율과 추가 특진비 등이 합해지기 때문이었다.

하지만 의료업계에서 이런 일들은 자주 일어난다. 사람들을 병으로부터 해방시켜 그들의 건강과 행복을 위해 애써야 할 의료업계가 공익성을 버려둔 채 이윤 추구를 제일 우선으로 삼는 순간 우리는 그들의 좋은 먹잇감으로 둔갑하고 마는 것이다.

이렇듯 대학병원일수록 필요 없는 임상 검사를 많이 하고, 약품 제조 과정에서의 실수도 많다. 게다가 환자를 부당하게 취급하는 일도 일반 병원에 비해 빈번하게 발생해, 환자들이 받는 정신적·물질적 손실 또한 더욱 심각하다. 더 놀라운 사실은 환자가 의사의 연구 목적에 이용되기도 한다는 점이다. 치료라는 명목하에 수술의 적합 여부를 실증하기 위한 실험 도구로써 환자의 몸을 이용하는 행위가 적지 않다는 사실은 전 세계 의료계에 이미 알려져 있다. 물론 교육과 연구, 진료라는 세 가지의 목적이 대학병원의 주축임을 모르지는 않는다. 하지만 엄밀히 말하면 그 또한 모순이 내재되어 있는 말이다. 의사나 병원이 이 세 가지 목적 모두에 진정으로 힘쓰다 보면 정작 중요한 질병의 치료에는 소홀할 여지가 많게 된다. 따라서 치료 목적으로 대학병원을 선택한 사람들은 그곳이 가지고 있는 이러한 목적에 이용당하지 않기 위한 주의를 게을리해서는 안 된다.

이에 대해 멘델존 박사와 곤도 마코토 박사는 "만약 당신이 현대 의학이 인정한 정통한 치료법이 아니라 실제로 병에 유효한 치료법을 찾는다면, 오히려 나는 차라리 소규모 병원이나 '현대의학교'라는 종교를 신봉하지 않는 병원에 갈 것을 권하고 싶다. 치료에 임하는 당사자는 병원이 아니라 의사이기 때문이다.''라고 설파하고 있다. 자신의 몸이 아플 때 치료받을 대상을 선택하는 기준은 병원이 아니라 당연히 의사다운 의사여야 한다는 점을 강하게 주장하고 있는 것이다. 그러나 대부분의 사람들은 명의보다는 병원의 이름을 보고서 치료받을 대상을 선택하는 것이 현실이다.

또한 유명한 병원의 의사들일수록 환자들에게 친절하고, 불확실한 상황에서도 시원시원하게 이야기해주고, 환자가 원하는 듯하면 필요하지도 않은 항생제를 처방해 준다. 주사 또한 잘 놔주고, 진료비는 적당히 할인해주거나 가끔은 무료로 처리한다. 스테로이드로 팍팍 처방해 준다. 그래서 환자들이 문전성시를 이룬다. 양의들은 이야기한다. '동네에서 장사 잘하고 환자 많기로 소문난 병원'에는 절대로 가지 말라고……. 그게 양의들이 말하는 '돌팔이'의 개념이다.[3]

이와 같은 의료 현실 때문에, 대형 병원은 계속해서 성장하고 환자에게 오랜 기간 약을 복용하게 함으로써 제약회사의 매출도 훨씬 높아지는 데 반해, 한의원을 찾는 환자들의 발길은 점점 끊겨 문을 닫는 한의원이 한두 군데가 아니다.

이 자리를 빌려, 나는 우리나라 의사들에게 다시 한번 묻고 싶다. 뇌출혈과 뇌경색이 과연 약을 먹지 않아서 생기는 병인가? 고혈압 약을 평생 먹으면 앞의 병들이 완치되는가? 고지혈증 약을 평생 먹으면 과연 혈관의 상태가 호전되는가? 이 세상에 평생 복용해야 하는 약이 존재하는가? 부작용이 없는 약이 있는가?

곤도 마코토 박사는 "약의 90퍼센트는 병을 치료하지 못한다."라고 단호히 주장한다. "약의 끔찍한 독성과 부작용 사례에도 불구하고 많은 사람이 약을 찾는 것은, 약의 효능 때문이 아니라 약의 부작용을 숨기고 질병의 무서움을 과대포장하며 공포심을 부추기는 의약계의 속임수" 때문이라고 말한다.

모든 약은 부작용이 있다

먼저, 의사들은 어째서 약물에 대한 신중한 고려 없이 환자들에게 습관적으로 처방하고 있는지에 대해서 알아보자. 한마디로 말하자면, 일반적으로 대부분의 의사는 약물 처방을 통해 경제적 효율성을 추구하기 때문이다. 의사가 환자의 병을 정확히 알아내려면 환자를 진찰하면서 그의 영양 상태와 근래의 운동 상황, 정신 상태까지 일일이 모두 문진해야 한다.

의사의 처방은 재봉사의 양복 제조와 같다. 몸에 맞는 양복을 맞추려면 기술 있는 양복점에 가서 체격을 보이고, 치수를 재고, 스타일을 정한 뒤에 가봉을 해서 입어보고 비로소 완전한 양복을 지을 수 있다.

겉으로 드러나는 체격도 사람마다 달라서 옷을 꼭 맞게 하는 데는 정밀한 관찰을 해야 하는데, 하물며 복잡하기 한이 없고 미묘하기 짝이 없는 인체의 생리 현상, 질병 증세를 판단하는 데는 더 말할 나위도 없다.

즉 의술의 목적은 치료에 있으며 치료의 방법은 처방에 있다. 질병의 증세가 헤아릴 수 없이 다양하고 거기에 따르는 치료의 방법도 갖가지이므로 증세를 일일이 기억하고 약리를 이해하고, 약성을 판단하고, 증후를 관찰하고, 처방의 원칙을 깨달으면 증세에 임해 제대로 된 처방을 할 수 있게 된다.[4]

그러나 이 원칙을 따르기에는 현실이 참으로 냉혹하다. 환자 한 명, 한 명마다 자세하게 문진하다 보면 얼마 가지 않아 그 병원은 문을 닫아야 할지도 모른다. 진료를 할 수 있는 환자의 수가 극히 한정되기 때문이다. 하지만 획일적인 약물 요법은 그렇지 않다. 정해진 약물 처방 방법 하나로 수많은 진찰을 손쉽게 소화해낼 수 있다. 게다가 의사들은 가능한 한 고가의 약을 처방하는 것을 선호한다. 이유는 뻔하다. 투약에 의한 즉석 요법이 의사 자신은 물론 약제사의 주머니를 두둑하게 만들어 줄 뿐만 아니라, 제약회사의 이윤 또한 높여주기 때문이다.

　최근 거대 제약회사인 글락소 스미스클라인의 최고 경영자는 자사에서 생산되는 90퍼센트의 제품이 효과가 거의 없거나 부작용이 훨씬 크다고 탄식했다. 의사들이 파업할 시 환자 사망률이 약 30퍼센트 줄어든다는 식의 이야기는 이제 식상할 정도이다. 전문지에 실릴 논문을 쓰기 위해, 환자들을 효과나 안전성이 입증되지 않은 치료법의 임상실험 대상으로 삼는 경우도 많다. 심지어 위약을 투여받아 소중한 치료 기회를 놓치기도 한다.[5]

　더 안타까운 점은 요즈음의 젊은 의사들일수록 약을 치료의 필수품으로 생각한다는 것이다. 게다가 고가의 약을 처방함으로써 제약회사의 프리미엄 효과마저 노리고 있다. 그것도 되도록이면 더 값비싸고 새로운 약으로. 신약의 맹점은 굳이 설명하지 않아도 금세 알 수 있다. 실상을 알고 보면 '새로운 약(신약)'이라는 것은 아직 실험 단계에 있는 화학 물질에 불과하다. 그럼에도 의사들은 자신과 약국 및 제약회사들의 수익을 위해, '치료 효과가 탁월하다'는 말로 약에 무지한 환자들을 현혹한다. 환자의 절박한 심리를 악용하는 것이다.

특히 제약회사가 과학성을 독점하고 있다는 환상을 대중들에게 심은 후에는 병과 치료에 대한 여러 가지 오해를 고의로 조장하는 수법을 썼다. 있지도 않은 병을 만들어내고 과잉 치료를 유도하는 제도와 관행이 의료계에 자리 잡도록 끊임없이 노력했다. 그리고 그러한 시도는 불행히도 많은 경우 성공했다.[6]

거대 제약회사들의 심기를 건드리면 학계에서도 즉시 매장된다. 직접적으로 연구비를 지원받지 않더라도, 거대 제약회사에 전적으로 생존을 의지하는 연구기관과 대학이 많기 때문에 그들의 따돌림을 당해낼 재간이 없다. 거대 제약회사의 블랙리스트에 올라간 과학자를 지지하거나 교류하고 있다고 오해받을까 봐 자기 점검을 철저히 하는 것이다.

한편, 거대 제약회사의 심기를 건드린 학자를 공격하는 것만큼 학문적 안전을 보장해주는 것도 없다. 세게 공격할수록 전문지 게재가 보장된다.[7]

의사들은 약이 어떠한 병에 어떠한 효과 및 효능이 있다고 말하지만, 약의 부작용에 대해서는 한 마디도 하지 않는다. 기껏해야 보험 계약서의 약관처럼, 자고 깨알 같은 글씨로 약의 부작용을 적어 약병에 붙이거나 약상자 안에 끼워 넣을 뿐이다. 하지만 이는 면피용에 불과할 뿐 어느 누구도 부작용에 대해 관심을 갖지 않는다. 심지어 의사·약사 또한 마찬가지다. 환자는 더욱 그렇다.

곤도 마코토 박사의 『약에게 살해당하지 않는 47가지 방법』에 의하면 (양방이든 한방이든 간에) 모든 약에는 항상 부작용의 위험이 도사리고 있다. 소량의 약을 단기간 복용하는 정도라면 간과 신장이 약의 독성을 얼마든지 처리해 줄 수 있다. 하지만 대량의 약을 오랜 기간 복용하면 틀림없이 부작용이 나타난다. 그런 점에서 본다면 단기간에 아무리 소량으로 복용하는 약일지라도, 약 자체가 독성을 가지고 있는 이상 약을 복용하는 사람의 건강 상태와 관계없이 언제든지 부작용이 나타날 수 있다.

그는 또한 겉으로 드러나지 않은 채 병이 진행 중이거나, 신경계나 심장의 생리 기능이 약해져 있는 경우에 약을 복용하면, 그 즉시 쇼크사하는 경우도 많다고 주장한다. 이를 '아나필락시스 반응'이라고 한다.

모든 약의 부작용은 실제로는 전부 주작용이며, 병을 치료하기는커녕 오히려 악화시키거나 여타의 병을 더 끌어오기도 하며, 최악의 경우에는 환자를 사망에까지 이르게 할 수 있다. 세상에 평생 먹어야 하는 약이 절대로 없다는 것은 그 때문이다.

당뇨병과 중풍을 예로 들어보자. 사실상 당뇨와 중풍으로 인하여 내원한 환자들에게 의사가 가장 먼저 내려야 할 처방은 약물과 검사가 아니다. 그들에게는 약물과 검사보다도 식습관 조절과 규칙적인 운동이 필수적이다. 그렇게 하면 평생 약을 먹지 않아도, 해당 질병들에서 해방될 수 있다. 그럼에도 양의사들은 병을 볼모로 환자들에게 계속해서 약을 복용케 한다. 실제로 당해보지 않은 사람은 모른다. 약물 부작용으로 인해 생기는 고통이 얼마나 극심한지를. 환자가 의사 자신이거나 자신의 가족이라도 그럴 수 있을까? 천만의 말씀이다. 약물과 검사의 부작용을 너무도 잘 알고 있는 양의사들은 자신의 가족, 특히 나이 드신 부모님께는 절대로 검사를 하거나 약을 처방하지 않는다.

예를 하나 들어 보자. 양방에서 말하는 우울증이나 공황 장애를 한의학에서는 심혈관 질환으로 본다. 그래서 한의학에서는 가장 먼저 환자의 근심과 걱정이 해소되도록 노력한다. 우울증이나 공황 장애가 발생하는 이유는 환자의 근심, 그리고 과로로 인한 피로가 해결되지 못하여 생기는 울화성 심혈관 질환이기 때문이다. 이와 같은 환자들이 찾아오면, 침 하나로 쉽게 치료할 수 있다. 한방에서는 이토록 간편한 치료법을 양방에서는 온갖 검사를 하며 약물을 이용하여 치료하려 든다. 그로 인해 발생하는 부작용은 이루 말할 수 없이 많다.

내 몸의 자연치유력을
약화시키는 약

　현대의 많은 정신과 의사들은 신경안정제나 항불안제 같은 약의 중독성은 인정하면서도 항우울제의 중독성은 없다고 한다. 특히, 과거의 우울증 약은 크고 작은 건강 문제를 유발했지만 최근에 나온 우울증 약은 부작용이 거의 없어 장기간 복용해도 문제가 없다고 말한다. 하지만 그 역시 사기술이다. 곤도 마코토 박사는, 코카인을 신경안정제로 쓰기 시작한 이래 여태까지 마약성과 중독성이 없는 신경안정제는 하나도 없었다고 한다. 그는 또한 "암의 90퍼센트에 달하는 '고형암(종양 덩어리를 만드는 암)'에는 아무리 항암제를 투여해도 의미가 없다. 끔찍한 부작용으로 인해 수명만 단축시킬 뿐이다."라며 "90퍼센트의 다른 약도, 외관상 드러나는 수치를 잠시 낮추거나 증상을 완화하는 임시방편일 뿐이다. 부작용은 분명히 존재하며, 이는 몸에 내재된 '자연 치유력'을 약화시킨다."(곤도 마코토, 2015)[8] 라고 단언했다.

　분명한 것은 사람은 누구나 질병으로부터 자유로울 수 없다는 것이다. 그러나 한편으로 사람은 모두 자연치유력(병에 대한 저항력)을 타고나는데, 이는 그 어떠한 약물보다도 안전하며 강력한 효과가 있다는 점이다. 이 자연치유력을 길러 극대화한다면 병을 예방할 수 있고, 건강한 삶을 영위해 나갈 수 있다. 반면에 이 자연치유력이 약해지면 질병에 걸렸을 때 잘 낫지 않게 되는데, 약품이나 주사제의 남용, 항생제와 항암제의 무분별한 투여, 방사선 치료 등 인위적인 수단에 의존할수록 우리 몸의 자연치유력은 약해진다.

미국에 거주하는 케빈 트뤼도 또한,『자연치유 ― 우리가 모르길 그들이 원하는 것』이라는 시리즈의 책을 써서 현재 의약업계의 만행을 비판하고 약의 속임수를 밝히며, 자연치유의 효력을 주장한 바 있다. 이 책은 「뉴욕타임스」 선정 베스트셀러에 1년 이상 오르는 성과를 거두었다. 3천만 부나 판매된 것으로 알려진 책에서 그는 '자연에서 얻을 수 있는 안전하고 효과적인 민간요법들이 많은데도, 양약을 만드는 거대한 제약회사들과 정부가 연계 결탁해 효과도 없고 독성이 강한 합성약만을 소비자들이 선택하도록 하는 정치·사회·경제 구조를 비판'했다.

'필요 없는 독성 강한 약으로 유도하고, 그것을 습관적으로 먹게 하는' 구조를 얼마나 통렬히 비판했는지 미국 정부는 그의 책 광고 구절, 즉 '집에서도 하기 쉬운……'이라는 부분을 트집 잡아 허위 과장광고 죄목으로 사법당국에 수십 차례 고발하고 4천만 달러의 벌금을 부과했다. 이에 대해 그가 항의하자 법정 모독으로 구속 판결을 내림으로써 엄청난 사회적 이슈가 되었다. 이 사건은 한편으로, 거대 제약회사들이 이 사안을 어떻게 생각하는지에 대한 반증이 아닐 수 없다. 실제로 전문가들

은 최근 발생하고 있는 거대 제약회사의 몰락에 그가 큰 역할을 했다고 이야기한다.[9]

거대 제약회사 등과 같은 거대 시장은 개개인의 체질을 고려하지 않은 채 획일적인 약물 처방을 습관적으로 하므로, 많은 부작용이 뒤따르기 마련이다. 곤도 마코토 박사는 "열이나 설사를 약으로 잠깐 가라앉히더라도, 결국 증상은 다시금 악화되어 더 오래 지속될 것이다."라며 "진통제 투여나 찜질이 습관이 되면 통증이 계속 강해지고 집요해진다. 고혈압과 콜레스테롤 혈증을 약으로 낮추면 뇌경색이나 우울증, 치매가 온다. 혈당치를 무리하게 감소시키면 의식을 잃고 쓰러지거나 급사할 위험이 증가한다."라고 경고한다.

또한 그는 『약에게 살해당하지 않는 47가지 방법』에서 "뇌에 작용하는 신경안정제, 항우울제, 수면제 등의 향정신성 의약품은 마음을 좀먹는 동시에 의존적 성향을 촉발하기 쉬워 자살, 살인, 폭주로 인한 사고 등 무수한 비극의 씨앗이 된다."라고 밝히며 "'치매를 예방하며 그 진행을 늦춘다.'고 선전하는 약의 효과는 검증되지 않은데다, 이 약의 부작용은 망상·착각·폭력 등의 혼란과 더불어 심부전, 구토, 실신 등으로서 헤아릴 수 없다. 그러니 아무리 생각해도 약을 먹지 않는 것이 뇌를 보호하는 길이다."라고 강력하게 주장하고 있다.

그에 의하면 위·식도·간·자궁암 등의 '암' 또한 위와 마찬가지다. 암과 투병하는 사람들이 극심한 고통 속에서 죽어가는 이유는 항암제 등의 불필요한 약을 복용하거나 항암 치료를 하기 때문이다. 실제로 지난 2016년, 나의 친척 중 한 명이 암 수술을 한 뒤 항암제를 복용하는 외중 사망했다. 나는 그 소식을 듣고 다시 한번 약(특히 항암제)의 독성에 대해 성찰하는 시간을 가지게 되었다. '혹시 내가 처방한 한약이 환자들에게 부작용을 일으키는 것은 아닐까? 내가 처방한 약을 복용하고 환자의 건강이 더 악화된 일은 없었을까?' 하는 자성의 독백이었다.

따라서 나는 이러한 불편한 진실을 널리 알리기 위해 곤도 마코토 박사의 책 『의사에게 살해당하지 않는 47가지 방법』과 『약에게 살해당하지 않는 47가지 방법』을 사비로 구입하여 한의원을 찾는 환자들에게 무료로 나눠드렸다. 이후에 대부분의 환자들은 그 책을 읽고 와서 "원장님 덕분에 의사, 병, 약 그리고 내 건강에 대해 훨씬 깊이 알게 되었다. 좋은 책을 주셔서 고맙다."라며 치사를 거듭했다.

'효과가 있다'는
함정에 빠지지 마라

효과가 있다는 말에 현혹되지 마라. 예를 들어 신뢰하는 의사가 '효과가 좋다'고 권유한 약을 먹으면 환자의 통증, 불면 등이 30퍼센트 이상 완화된다고 한다. 설령 그게 밀가루일지라도. 이 같은 플라세보 효과와 관련하여 전 세계에서 다음과 같은 실험 결과가 나왔다.

'효과가 있다'고 믿으면 통증을 멈추게 해주는 뇌 속 물질인 도파민이나 엔도르핀의 분비가 늘어난다. 미시간 의과대학교 연구진은 한 실험에서 피험자들의 턱에 생리식염수를 주사한 후 플라세보를 주면서 통증이 가라앉을 것이라고 얘기했다. 그러자 피험자들은 실제로 더 이상 아프지 않다고 말했다. 또 엔도르핀 분비가 평소보다 활발해졌다.

또 다른 실험에서는 천식 환자에게 가짜 약을 호흡하게 했더니 호흡이 편안해졌고, 과민성대장증후군 환자에게 치료제인지 아닌지 밝히지 않고 가짜 약을 건넸을 때 환자 중 40퍼센트의 증상이 개선됐다. 전립선비대증 환자 2만 명 이상을 대상으로 한 연구에서는 치료제를 복용한 환자의 절반 정도가 배뇨곤란 증상이 개선되었다.

고혈압 환자들을 여섯 종류의 치료제를 준 그룹과 플라세보를 준 그룹으로 나눈 실험도 있었다. 이 실험에서는 피험자에게 '플라세보에 해당하는 경우에는 활성 성분이 함유되지 않는다. 작용은 불투명하다. 그러나 몸의 자연 치유력을 작동하게 할 가능성이 있다'는 조건을 알려주었다. 그러자 치료제를 먹

은 환자들의 50퍼센트, 플라세보를 먹은 환자들의 30퍼센트가 정상 수치의 혈압을 보였다.[10]

덧붙여 실제 약물의 경우에도, 의사의 '효과가 있다'는 말인 즉슨 '병의 덩어리가 일시적으로 작아진다.'는 뜻일 뿐, 병이 완치된다는 말이 결코 아니다. 특히 위암이나 유방암처럼 덩어리를 이루는 고형 암은 절대로 항암제로 치료될 수 없다. 또한 생명 연장 효과도 없다. 설령 있다고 해도 수개월에 불과하다.[11]

항암제의 부작용은 100여 가지 이상에 달한다. 항암제를 복용하는 대부분의 환자들은 하소연한다. "약에 이렇게 심한 부작용이 있다는 사실을 아무도 가르쳐주지 않았다"라고. 실제로 젊은 나이임에도 불구하고 유방암 때문에 항암제 치료를 한 어느 여성 환자는 우리 한의원에 찾아와, "항암제 치료를 받은 지 3~4년이 지났기 때문에 아이를 갖고 싶은데 아직도 생리가 시작되지 않고 머리카락도 나지 않는다."라며 하소연을 해왔다.

이 밖에도 항암제 치료로 인하여 관절 마디가 쑤시거나 아프고, 신장이 약해져 몸이 붓는 등의 증상을 껴안고 살아가는 사람들은 매우 많다. 위의 젊은 여성 또한 아무도 항암제의 부작용을 가르쳐주지 않아, 앞으로의 꿈과 희망을 잃고 만 것이다. 치매 치료제 또한 얼마나 큰 부작용이 있는지를 알면 더욱 놀랄 것이다. 아예 치료를 포기할지도 모른다. 아무리 건강한 사람이라도 치매 약을 복용하면 이상해질 수밖에 없기 때문이다.

그렇다면 한약은 어떠한가? 결론부터 말하면 한약 또한 서양 의학의 약물 복용과 똑같다. 흔히 양약은 효과가 빠르지만 부작용이 많고, 한약은 효과는 느리지만 부작용이 없을 거라고 생각하는 사람이 많은데, 이런 생각은 대단한 착각에 불과하다. 한약 한 첩 가운데 약 70퍼센트를 차지하는 감초 역시 너무 많이 섭취하면 '위알도스테론'이라는 증상이 생긴다. 한약을 복용할 때 권태감이나 손발 저림, 경직 등의 현상이 종종 일어나는 이유도 바로 위알도스테론증 때문이다. 감초의 주성분인 글리시리진은 염증을 억제하고, 설탕보다 50배 이상 단맛이 강해 한약 외에도 다양한 의약품 재료로 많이 사용된다.

아무리 좋은 한약이라도 우리 몸에는 이물질일 수밖에 없다. 때문에 한약을 복용했을 때 어떤 부작용이 발생하는 것도 충분히 있을 수 있는 일이다.

한약 복용 시 가장 많은 부작용은 소화 계통에서 발생한다. 속이 더부룩하거나 소화가 잘 안 되고, 가벼운 복통이 나타나기도 하며 설사를 하는 등의 부작용이 많다. 피부 두드러기나 가려움증도 자주 나타나는 부작용이다.

몇 년 전에는 접촉성 피부염을 앓던 20대 여성이 두 달 동안 한의원 치료를 받고 간 손상으로 사망한 사건이 있었다. '한약은 보약이다.'라고 맹신하다시피 하는 우리나라 현실에서 한약

약재도 그 부작용으로 사망에까지 이를 수 있음을 명심하고 한약의 위험성에 대해서도 경계해야 한다.

이렇듯 항암제 등의 양약은 물론, 한약과 비타민제 등도 복용하기 전에 반드시 부작용 여부를 확인해야 한다. 어떻게 보면 약 설명서에 쓰여 있는 부작용이 주작용으로 작용할 수도 있고, 그것 또한 부작용이 나타났을 경우 책임을 회피하기 위해 꾸민 설명서일 수 있기 때문이다.

이 기회에 꼭 명심해둬야 할 것이 있다. 컨디션이 나빠져 병원에 가거나 건강검진을 받은 후에 이상이 발견되어 약 처방을 받으면 그때부터 상태가 나빠질 때마다 약은 점점 더 늘어날 것이다. 보통의 경우, 컨디션이 나빠진다는 것은 자연스러운 노화 현상 가운데 하나이다. 그런데도 약을 처방받고 복용한 후 상태가 악화된다는 것은 약의 부작용 때문이다. 이것이 우리가 가능하면 약을 먹지 않거나 아예 끊어야 하는 이유이다.

한꺼번에 약을 전부 끊기가 불안하면, 기간을 두고 점차 줄여나가는 것도 한 방법이다. 하지만 위암이나 폐암, 유방암 등 고형 암의 항암제는 몸을 완전히 망치므로 지금 바로 끊는 것이 훨씬 좋다고 곤도 마코토 박사는 조언한다.

내 몸은
내가 지켜야 한다

우리나라의 의료체계는 1989년에 전국민 의료보험이 시행된 후로 변화를 거듭하며 더욱 복잡해지고 있다. 그 정보의 양은 이미 개인이 판단하기에는 벅찬 수준이 되었지만, 결국 자기 건강은 자기 스스로 챙기지 않으면 안 되는 세상이 될 것이다. 병원과 의사 등 의료업계만 믿다가는 큰일을 겪게 될 수도 있다. 일상생활에서 자기 건강을 스스로 관리하는 능력과 의료기관의 치료 행위에 대해 스스로 올바르게 판단할 수 있는 능력이 점점 더 요구된다.

이제부터라도 제약회사들 또한 명확히 밝혀야 한다. 이 약을 먹고 몇 퍼센트의 환자가 병이 나았는지, 부작용에 의해 다른 병은 얼마나 생겼는지, 환자 중 몇 명이 폐인이 되었으며 사망했는지, 그리고 그 약의 부작용으로 인해 얼마나 많은 수의 사람들이 일상생활을 제대로 못 하고 있는지에 대해 소상히 밝혀야 한다.

하지만 우리 의약업계의 현실은 어떠한가? 누군가가 복용하고 있던 약을 끊으려 하면 의료업계는 바로 환자를 압박한다. '그 약을 복용하다가 그만두면 바로 중풍에 걸린다, 치매에 걸린다, 고혈압이 심해져 뇌출혈에 이른다, 반신불수가 된다.' 등 온갖 공갈 협박으로 환자들의 불안을 부추겨, 그들이 평생 약을 끊지 못하도록 불안감을 조성하는 것이다.

거듭 말하지만, 의약업계는 반성하고 스스로 잘못된 것을 바로잡아야 한다. 양약이든 한약이든 의사의 진단이 잘못된 상태로 환자에게 투여되었다면, 그 부작용이 어떠한 결과를 가져올지는 아무도 모른다. 한의원에서 침을 맞든, 병원에서 수술을 받든 그 역시 잘못되면 큰 부작용이 뒤따른다. 이와 같은 의료 현실에서 양의사든 한의사든, 약사든 제약회사든 누구도 자유로울 수 없다.

멘델존 박사는 단 몇 분만의 진찰을 통한 의사의 지시에 따라 약을 복용하는 행위는 대단히 위험하다고 다시 한번 엄중히 경고한다. 때문에 서양 의학은 물론 세계의 모든 의학계가 대부분 약보다는 음식을 중시하고 있다.

그런데도 많은 환자가 의사들의 사기술에 속아 정신과 약물을 복용한다. 결과는 불을 보듯 뻔하다. 대부분의 환자들은 약물 중독에 빠지게 되고, 나중에는 약을 복용하지 않으면 제대로 일상생활을 하지 못할 정도로 약물에 의존하게 된다.

더욱 안타까운 것은, 의사가 흉기를 들고 강도처럼 돈을 받는 데 반해, 환자는 '수술 후유증과 의료 사고에 대해서는 절대로 의사의 책임을 묻지 않는다.'는 내용에 날인을 한 뒤 자신의 몸의 일부를 내어줄 뿐만 아니라 여기저기 잘리는 고통을 감내하면서까지 거액의 수술비를 지불해놓고도 병이 치유되지 않은 채 하루하루를 커다란 고통 속에서 살아가는 사람들이 많다는 사실이다. 수술 전, 환자의 병과 고통을 볼모로 삼아 의사와 병원에만 유리하게끔 작성된 수술 동의서에 함부로 날인해서는 안 된다.

자기 몸의 주인은 자기 자신이고, 어떠한 경우에도 최종 결정은 자기가 내려야 한다. 의사든 의료 시스템이든 너무 맹신하다 보면 제대로 된 판단을 할 수가 없다. 의사나 의료업계의 술수에 속아 피해를 보지 않으려면 의료체계에 대한 이해와 자기 건강에 대한 관리가 평소 꾸준히 이뤄져야 한다.

즉 스스로가 먼저 자기 몸과 병에 대한 지식을 충분히 갖추고 있어야 한다. 잘못된 수술 및 약물 오·남용 후유증으로 인해 진통제나 먹으며 이제 어두운 골방에 누워 고통 속에서 눈물만 흘려서는 안 된다. 노령자일수록 이를 더욱 명심해야 한다. 우울하다고 해서 함부로 우울증 약을 복용해서는 절대로 안 된다. 우울할 때는 오히려 운동을 하는 것이 훨씬 좋다. 특히 우울증의 경우, 빨리 달리기 등의 격렬한 운동을 통해 기분을 좋게끔 만드는 것이 최상의 비책이다.

이 세상에 평생 먹는 약은 없습니다.
약을 오래 복용하면 반드시 부작용이 발생합니다.
고혈압은 규칙적으로 운동하면 사라지고,
당뇨와 중풍은 음식을 조절하면 서서히 없어집니다.
평생 복용하라는 말은 고칠 수 없다는 뜻입니다.

모든 약이 다 그렇습니다.

위의 내용은 내가 우리 한의원에 액자로 만들어 걸어놓은 것이다. 한의원에 찾아오는 환자들로 하여금 약(양약이든 한약이든 간에)에 대한 경각심을 불어 넣어주기 위해서이다. 약 한 재 더 지어 파는 것보다 환자들에게 약의 실상을 제대로 알려주는 것이 의사로서 더 올바른 자세이지 않겠는가.

제3장
X-ray(엑스레이)를
조심하라

〈나의 각오〉

"나는 내가 배운 지식과 의술을 올바르게 쓸 것이며,

그릇된 마음을 지니지 않고

양심에 가책되는 물질을 탐내지 않을 것이다.

또한 환자의 아픔과 괴로움을 나의 아픔과 같이 여기어

어질고 선한 의술로써 다스려

이 작은 공덕이나마 쌓고 또 쌓아서

유형의 재산보다 무형의 적공으로 남기어

후대 나의 자손에게 전하리라."

- 동중당 최덕수

엑스레이는
투명한 사기 도구다

의사가 다루는 여러 가지 의료기기 가운데서도, 가장 많이 보급된 것이 엑스레이다. 어찌 보면 엑스레이는 의사들의 생존 수단과도 같다. 하지만 다른 의료기기에 비해 엑스레이만큼 위험도가 높은 기기도 없다. 엑스레이에는 '현대의학교'의 종교적 비술秘術이라는 의미도 담겨 있지만, 교주인 의사들마저 엑스레이를 가장 신성시하며 최고의 의료기기로 삼는다. 이유는 명확하다. 엑스레이는 의사 자신이 볼 수 없는 환자의 몸속 상태를 투명하게 잘 보여주기 때문이다. 그러한 탓에 의사들은 여드름의 원인부터, 태아 성장의 신비에 이르기까지 모든 검사에서 엑스레이를 최고의 도구로 활용한다.

하지만 여기에는 큰 맹점이 있다. 연구 자료에 의하면, 소아

백혈병의 경우 태아 때의 치료 방사선 피폭, 즉 엑스레이와 깊은 관련이 있는 것으로 실증되었다. 이러한 위험이 즐비하지만, 의사들은 별다른 걱정을 하지 않는다.

임상 통계를 따르면 20~30년 전 머리와 목, 가슴의 상부에 방사선을 맞았던 사람들 중 수천 명에 달하는 사람들이 갑상선 질환에 걸린 것으로 밝혀졌다. 갑상선암은 치과 의사가 10회 정도 엑스레이 검사를 한 것보다 더 적은 양의 방사선만으로도 피폭될 수 있는 것으로 조사된 바 있다. 이 때문에 미국의 저명한 과학자들이 미국 의회에 아래와 같이 경고하기도 했다.

아무리 적은 양의 방사선이라도 인체에 비추게 되면 유전자를 손상시키고, 현 세대뿐만 아니라 그 이후의 여러 세대에 걸쳐 큰 영향을 미칠 우려가 있다. 엑스레이는 당뇨 및 심장병, 뇌졸중, 고혈압, 백내장과 같은 나이가 들수록 걸리기 쉬운 병의 원인이 된다.

이 밖에도 암이나 혈액의 이상, 중추신경계 종양의 원인 등이 방사선 피폭 때문이라는 연구 보고서가 많이 존재한다. 이와 같이 엑스레이에 대한 위험성과 부정확성이 수없이 지적되어 왔지만, 대부분의 진찰실에서는 아직도 엑스레이 검사가 성스럽게 수용되며 숭배의 대상이 되고 있다.

우리나라의 경우만 해도, 매년 10만 명 이상의 여성들이 흉부 엑스레이 검사를 받기 위해 차례를 기다리고 있다. 이 얼마나 안타까운 일인가. 맘모그래피가 유방암을 발견하는 데 사용되는 것 이상으로 유방암을 불러일으키고 있다는 과학적인 증거가 온갖 매체를 통해 드러나고 있음에도, 엑스레이는 여전히 의사와 환자들의 숭배 대상이 되고 있다는 역설적인 상황이 발생 중인 것이다. 정기적인 건강검진에서뿐 아니라, 취업 등을 위한 신체검사 과정에서도 우리는 엑스레이라는 방사선에 무의식적으로 노출되어 피폭당하고 살고 있는 셈이다.

믿을 수 없는
현대 의학의 수술

의사들 간에도 같은 증상을 놓고 그 치료 방법을 서로 달리할 수 있다. 어떤 의사는 수술 같은 공격적인 방법으로 치료하려 들 수 있고, 반면 어떤 의사는 수술보다는 부드러운 치료법으로 치료를 하려 할 수도 있다. 환자에게는 당연히 수술하는 것보다 부드러운 치료법이 부담이 덜 된다. 수술 같은 공격적인 치료를 최소한으로 하고 병의 근본적인 원인을 다스리며 환자의 자연치유력을 높여주는 것이 궁극적으로 건강을 유지하는 데 더 좋기 때문이다.

그러나 문제는, 정확한 판단과 근거 없이 단순히 돈벌이를 위해 수술을 집행하는 의사의 수가 갈수록 늘고 있다는 점이다. 앞서 언급한 로버트 S. 멘델존 박사는 그의 『나는 현대의학을 믿지 않는다』라는 책에서, "미국 의회 소위원회가 제출한 자료에 의거하면, (미국에서) 매년 240만 회 이상이나 필요 없는 수술이 시행되고 있으며, 그 때문에 (연간) 40억 달러 이상이 낭비되고 있다. 수술 중 또는 수술 후에 사망한 연간 25만 명에 다다르는 환자 중, 5퍼센트에 해당하는 1만 2,000여 명 이상의 사망자는 불필요한 수술의 희생자이다."라고 밝혔다.

　　참으로 무서운 사실이다. 의사들이 집도한 수술 가운데, 무려 5퍼센트에 달하는 1만 2,000여 명 환자의 의료비용이 모두 헛되이 낭비되고 있을 뿐만 아니라, 무엇보다도 수술 자체가 존귀한 생명을 빼앗아가는 결과를 초래하였다는 것이다. 더욱 무서운 것은 수술을 권장받은 환자 가운데(그들을 대상으로 연구 및 조사한 결과에 의하면), 그들 중 대부분 환자에게 수술의 필요성이 인정되지 않았을 뿐만 아니라, 조사 대상이 된 전체 환자 중 절반 정도에게는 의료 처치 자체가 불필요했던 것으로 판명됐다는 점이다.

　　멘델존 박사는 이에 대한 근거로 무려 2000년 이상 유럽에서 진행되어오고 있는 편도 적출 수술을 실례로 들고 있다. 놀랍게도 편도 적출 수술을 한 뒤, 그것이 환자에게 어떠한 효과와 이익을 가져다주는지에 대해서는 전혀 증명되지 않고 있다는 것이다. 또한 의사들마저 이 수술의 효용성에 관해 아직까지도 의견 일치를 보지 못하고 있다고 한다. 한편 안타깝게도 편도 적출 수술의 희생자는 대부분이 어린아이들이다.

그는 자궁 적출 수술도 예로 들고 있다. 의사가 산모들의 분만에 개입하게 된 계기는, 분만이 고통스럽고 힘들 때 아무도 모르게 사용한 핀셋 때문이었다고 한다. 이 핀셋이 분만용 겸자로 사용되면서 의사들이 출산에 관여하고 진통과 분만을 돕겠다고 나서게 된 결과, 수술이라는 의료 행위로 이어지게 된 것이다. 보고서들에 따르면, 그 결과 의사들은 조산사들이라면 절대로 행하지 않을 일들을 서슴없이 행하고 있다고 한다. 예를 들어 해부실에서 사체를 취급한 후 손도 씻지 않은 채 산부인과 병동으로 향하여 그대로 분만에 입회한다는 것이다. 이에 따른 부작용은 보지 않아도 뻔하다. 그와 같은 방식으로 분만 수술을 집행할 경우, 임산부와 신생아의 사망률은 당연히 급격하게 상승하게 된다.

황종국 판사는 그의 저서 『의사가 못 고치는 환자는 어떻게 하나?』 1권과 2권에서 "대부분의 제도권 현대 의학 행위는 불필요하다"고 단정한다.

덧붙여 "많은 경우 병이 아닌데도 의술을 시행한다. 많은 경우 효과가 별로 없고 필요도 없는, 사실은 해毒가 되는 행위이다. 그것을 의료 담당자들이 알고 있음에도 시행되고 있으며,

고가의 보수를 받는다"고 밝힌다. 이는 현대 서양 의학에서 벌어지는 과잉 의료의 현장이다.[1]

의사들은 왜
수술을 받지 않을까

하루가 멀다 하고 환자를 수술하는 의사들도 정작 자신들은 수술을 받지 않는다. 왜일까? 이유는 명확하다. 수술 뒤에 나타나는 부작용을 너무나 잘 알기 때문이다. 몇 해 전 『의사는 수술 받지 않는다』라는 책을 펴내면서 일약 스타덤에 오른 김현정 서울시립 동부병원장이 지난 2016년 3월 19일, 〈조선비즈〉와 했던 인터뷰의 내용을 나는 아직도 생생히 기억하고 있다. 김현정 원장이 "의사들이 환자들의 수술은 해주면서 정작 자신들은 수술받는 것을 꺼려한다."라고 양심고백을 했기 때문이다. 다음의 글은 김현정 원장이 당시 인터뷰에서 양심선언한 내용이다.

기자　책 제목이 『의사는 수술 받지 않는다』입니다. 그렇다면
　　　의사들은 아프거나 큰 병에 걸렸을 때 어떻게 하나요?
김현정　의사들은 의료 소비에 있어서 일반인과 다른 선택을
　　　보이는 경우가 잦습니다. 예컨대, 건강검진을 받는 비율이 상

대적으로 낮고, 인공관절 및 척추, 백내장, 스텐트(금속그물망), 임플란트 등 그 흔한 수술을 받는 비율도 현저히 떨어지거나 심지어 항암 치료도 잘 받지 않습니다. 마치 손님에게는 매일 진수성찬을 차려내는 일급 요리사가 정작 자신은 풀만 먹고 산달까요.

기자 왜 그런 것이죠?

김현정 첫 번째 이유는 '잘 알기' 때문입니다. 현장에서 많은 투병 과정과 죽음을 이미 지켜보았기 때문이죠. 의료란 양날의 칼과 같습니다. 나를 치유하게도 하지만, 나를 다치게도 합니다. 현대 의학에 혜택뿐 아니라 한계와 허상도 있다는 사실을 잘 알기 때문에, 웬만한 검사나 치료에 섣불리 몸을 맡기지 않습니다.

두 번째 이유는 '기다리기' 때문입니다. 요즈음 대부분의 사람들은 아픈 것을 참지 않습니다. 되도록 빨리, 가능하다면 지금 당장 완치되기를 원합니다. 시간이 걸리더라도 자신이 노력을 기울여서 차근차근 얻을 수 있는 근본적인 치유책보다, 꼼짝하지 않고 저절로 낫는 방법에 솔깃해 합니다. 하지만 근원적인 치료는 자기 자신에게서 나오는 것이며, 여기에는 시간이 걸리기 마련입니다.

마지막으로 '자유롭기' 때문입니다. 사실 의료에는 콕 집어 정답이 있지 않은 경우가 허다해요. 하지만 정부에서 정한 진료 지침도 있고, 학회에서 권장하는 가이드도 있으며 병원에서 독려하는 경영 방침도 있고, 보험 회사에서 규정하는 수급 기준도 있습니다. 평소 이러한 장치와 압력에서 벗어나 진료하기란 쉽지 않습니다.

진정한 의사는
함부로 수술을 권하지 않는다

앞서 살펴보았듯 의사 자신들은 대부분 수술을 받지도 않고 평생 약을 먹지도 않는다. 의사의 가족도 마찬가지다. 이들 역시 허리나 관절 수술을 전혀 받지 않는다. 모든 부작용을 알고 있기 때문이다. 그럼에도 너무나 많은 수술이 수시로 행해지고 있는 추세이다.

수술을 지나치게 감행하면 안 되는 이유는 자명하다. 수술은 환자들에게 큰 고통을 안겨줄 뿐만 아니라, 생명을 위협하는 등 육체적 고통은 물론 필요치 않은 의료비를 많이 지출하게 한다. 또한 환자가 감수해야 할 입원한 동안의 시간적 손실 또한 막대하다. 하지만 현대 의학은 환자의 그러한 사정들을 전혀 고려하지 않는다.

돈에 대한 의사들의 지나친 욕심은 과도한 수술 행위를 부르는 원인이다. 경제적인 이유가 전부라고 할 수는 없지만, 불

필요한 수술을 모두 폐지하면 대부분의 외과 의사들은 길거리를 헤매게 되거나, 다른 적당한 직업을 찾지 않으면 안 될지도 모른다는 게 의료인들의 지배적인 생각이다. 첨언하자면 수술뿐 아니라, 의사들은 자신들의 경제적 이윤이 생기는 일 앞에서는 과학성을 쉽게 포기한다.

그에 대한 한 예를 다음에서 보자.

1996년 대부분의 양약사들이 그렇게 돌팔이라고, 과학적이지 않다고, 위험하다고, 국민 건강을 위해 모두 구속해야 한다고 비판하던 한의학의 한약조제약사 자격증을 취득했다. 불교를 믿으면 안 된다고, 사탄의 자식들인 불교도들을 불쌍하게 여기고 하루라도, 한 사람이라도 더 열심히 전도해야 한다고 열정적으로 설교하던 기독교 목사들이 불교도들에게 헌금을 받을 수 있다는 이유로 거의 전부 승적僧籍을 얻었다고 상상해보자. 얼마나 황당하겠는가? 한약은 엉터리이고 양약만이 과학적이라던 그들의 주장을 믿어온 우리는 대체 그 일을 어떻게 받아들여야 하나?

한약조제약사 자격증 시험은 양약사들이 주관한 것으로, 굉장히 쉬웠으며 그마저도 시험문제가 유출되었다고 한다. 영국에서도 비슷한 제도상의 꼼수를 이용해 동양의학을 진공하지 않은 제도권 양의가 침술을 시술한다. 본래 침술은 비과학적이고 심리적 효과에 불과하며 위험하기 때문에 절대로 허가해서는 안 된다는 것이 영국 의료계의 기본 입장이었다. 그러나 침술 시술이 양의의 새로운 소득을 창출한다는 경제적 증거가 나온 이후로 침술이 유행하기 시작한 것이다.[2]

현대 의학에서 수술이 많이 행해지는 또 하나의 이유로 의사들의 '무지'도 한몫한다. 어쩌면 더욱 큰 원인은 의사들의 '잘못된 신념 체계' 때문일지도 모른다. 의사들은 스스로 자신들의 수술에 의의를 부여할 뿐만 아니라, 메스로 사람의 몸을 여는 수술 행위에서 무어라 표현할 수 없는 매력을 느낀다. 그래서 수술을 할 만한 기회만 오면, 의사들은 그 기회를 놓치지 않고 환자를 수술대 위로 불러들인다. 그러나 진정한 의사라면, 즉 환자의 병을 내가 꼭 고쳐야겠다는 바른 정신을 가진 의사라면, 절대로 함부로 수술을 권해서는 안 된다.

그러므로 평생 먹는 약을 처방하려 하거나, 수술을 강요하는 의사는 필히 조심해야 한다. 또한 병의 증상과 치료 결과에 대해서 명확히 설명하지 못하는 의사도 신뢰하지 말아야 한다. 즉 의사에게 자신의 몸을 함부로 내맡겨서는 절대로 안 된다. 알고 보면 병원도 사업이다. 의사와 간호사 등의 많은 병원 종사자들에게 급여를 지급하기 위해서는 한 사람의 환자라도 더 유치해야 한다. 그리고 그들의 주머니에서 돈을 빼내어야 한다. 그래야만 병원이 유지된다.

최근 『환자 혁명』이라는 책을 발간하여 센세이션을 일으킨

바 있는 한국계 미국인 의사 조한경 씨도 단도직입적으로 말하고 있다. "병을 키워 온 생활 습관을 고치지 않고, 계속 아무 음식이나 먹고 살면서 '병을 고치는 건 병원에서 의사들이 할 일'이라고 생각하는 것은 잘못"이라고. 그는 한 발 더 나아가 "병원에 가서 약을 처방받아 온 것만으로 할 일을 다 했다고 생각하는 것은 잘못되었으며, 의사의 말이라고 맹목적으로 따르기만 하지 말고, 자신의 병이 왜 생겼는지, 어떻게 하면 그 원인을 제거할 수 있는지에 대해 환자 본인이 직접 고민해야 근본적인 치료가 가능하다."라고 주장한다.

맞는 말이다. 의사들의 무분별한 수술 행위로부터 자신을 보호하려면, 우선 스스로 공부해서 의학 지식을 쌓아두는 수밖에 없다. 자신의 병에 관한 한 최소한 의사를 능가하는 지식을 갖출 수 있는 노력이 필요하다. 어떤 경우든 수술은 사람의 몸을 메스로 가르는 만행이다. 치료에 꼭 필요하기 때문에 의사가 수술을 권할 것이라는 식의 잘못된 사고는 당장 버려야 한다.

멘델존 박사는 당신이 계속해서 의사로부터 수술을 권유받을 경우엔, 즉시 다음과 같은 질문을 의사에게 해볼 것을 권한다.

"이 수술로 기대할 수 있는 효과는 무엇인가요?"
"어떻게 해서 그러한 효과를 얻을 수 있는 것인가요?"
"수술을 받지 않으면 어떻게 됩니까?"

"수술 이외의 치료법은 없습니까?"

"수술을 통해 기대만큼의 효과를 얻을 수 없는 가능성은 어느 정도입니까?"

이렇게 질문해서 의사로부터 답변을 받아냈다면, 이번에는 자신의 병과 의사의 답변에 대해서 꼼꼼히 따져보라고 권한다. 그런 식으로 자신의 몸 상태와 의사의 답변을 함께 깊이 파고 들어 가다 보면 의사의 답변에 모순이 있다는 사실을 금세 눈치 채게 된다. 그리고 그 모순이야말로 진짜 대답인 것을 알게 된다.

멘델존 박사는, 특히 의사가 "수술밖에 치료법이 없다."라고 말하는 때가 환자에게는 가장 위험한 순간이라고 밝힌다. 수술 밖에 치료법이 없다는 말은 말짱 거짓말이다. 수많은 의사의 임상경험상 그 판단이 틀렸을 경우가 매우 많으며, 수술이 유일한 치료법이라 말하는 것 자체가 틀린 사실일지도 모르기 때문이다. 그런데도 의사들은 메스로 당신의 몸을 가르고, 살갗을 벌리려고 하고 있는 것이다. 그 의사가 진정으로, 그리고 충분히 신뢰할 수 있는 사람인지에 대해 가려내는 주의는 아무리 지나치다 해도 괜찮다. 내가 내 몸을 지키지 않으면 누가 내 몸을 지켜주겠는가?

이처럼 의사들은 수술 말고 다른 치료법이 얼마든지 있음에도 불구하고, 신속하다는 이유로, 혹은 환자가 원한다는 이유를 덧붙여 이보다 더 큰 이유인 병원의 수입 창출을 위하여 각종 검사와 약물 복용은 물론, 무조건 수술부터 권하는 사람들이 되고 말았다. 이는 무책임하고 어처구니없는 의사들의 의료 행위다.

물론 양의사들만 할 수 있는 수술의 장점도 많다. 특히 지난 2011년 1월, 우리나라 청해 부대의 아덴만 구출 작전에서 해적들이 쏜 총알에 맞아 중태에 빠진 석해균 선장의 치료와, 지난 2017년 12월 13일 판문점공동경비구역(JSA)을 통해 우리나라로 귀순하는 과정에서 북한군이 쏜 총알에 맞아 중태에 빠진 북한군에 대한 치료처럼 외상 환자에 대한 수술 및 치료에 성공하는 사례가 많다. 즉 산업재해, 교통사고에 따른 수술과 성형수술, 선천적 기형 문제 등의 분야에서는 현대 의학이 놀라울 정도로 성공적인 의술을 과시하고 있다. 양의사들의 이러한 장점은 앞으로도 더욱 높이 평가되고 주목받아야 마땅하다.

하지만 그럴수록 환자들은 의사들에 대한 경계심을 늦추어서는 안 된다. 의료인 중의 한 사람인 나 또한 늘 "환자는 의사의 사리사욕에 대하여 경계를 게을리해서는 안 된다. 의사란 인체의 자연스러운 생리적 변화에 치료라는 명목으로 개입하여, 그 개입의 결과로 보수를 받고 세간의 평가를 얻는 존재이다."라는 멘델존 박사의 말을 늘 상기한다.

의사들이 시한부 생존 기간을
짧게 선고하는 이유

자신의 병에 온통 신경이 쏠려 있는 환자들에게 의사는 신과 같은 존재이다. 이 때문에 환자들은 의사가 하자는 대로 할 뿐, 스스로 이성적인 판단을 내리지 못한다. 그러한 사실을 알고 있는 의사들은, '의사라는 탈'을 쓴 악마일지도 모른다. 우리들은 그와 같은 악마의 속삭임에 넘어가지 말아야 한다. 설혹 의사에게 환자를 속이려는 의도가 없었다 할지라도, 의사가 건네는 말 한마디는 환자에게 청천벽력과도 같다. 따라서 환자들의 목숨을 다루는 의사들은 말에 신중을 기해야 한다. 책임질 수 없는 말이나, 책임 회피적인 발언을 해서는 절대로 안 된다는 말이다. 그럼에도 자신들의 이익만을 앞세워 신중하지 못한 발언을 할 뿐만 아니라 함부로 수술을 권하는 의사들은 당장 의료계에서 떠나야 한다.

가족 가운데 말기 암 환자 등이 있었다면 의사들이 환자의 생존 기간을 짧게 말하는 것을 경험한 적이 있을 것이다. 의사들이 그렇게 말하는 데는 이유가 있다. 환자의 수명을 짧게 말한 뒤 환자가 그 이상으로 살게 되면 해당 의사가 매우 능력 있는 의사로 여겨지기 때문이다.

맹점은 여기에 있다. 환자를 의사 자신이 원하는 대로 치료하기 위해서는 이보다 더 편리한 방법이 없다. 환자의 가족들은

'의사가 절대로 거짓말할 리가 없다'고 철석같이 믿어버리기 때문이다. 의사들은 그들의 그러한 약점을 교묘히 악용한다.

예를 들어 많은 의사는 암 환자의 상태에 관계없이 일단 '시한부 3개월'이라는 말을 함으로써 환자의 가족들을 절망 상태에 빠뜨린다. 그런 뒤 바로 이어 "하지만 수술과 항암제 치료를 잘하면 앞으로 2~3년은 더 살 수 있습니다."라는 말을 통해 그들에게 희망을 심어준다. 그 순간 환자와 가족들은 구세주를 만난 듯, "선생님만 믿겠습니다."라며 담당 의사에게 매달리게 된다.

세계적인 암 치료 전문가인 곤도 마코토 박사에 의하면 환자가 암이라는 질병에 걸렸을 때에 의사의 시한부 진단을 믿지 말아야 하는 첫 번째 이유는 암의 성장 속도가 사람에 따라 다르기 때문이다. 암 병소病巢가 발견되었을 때 그것이 아무리 크다 해도 오래 사는 사람이 있을 수 있고, 나이가 들수록 암의 진행 속도가 무조건 느려진다고 말할 수도 없기 때문이다.

두 번째 이유는 암 병소가 사람의 생명을 앗아갈 정도로 성장하려면 매우 많은 시간이 걸린다는 점이다. 암은 보통 직경 10센티미터 정도가 되어야 사람을 죽게 할 수 있다. 암세포가 2배로 늘어나는 데 걸리는 시간은 평균 2개월 이상이 걸린다. 즉 1센티미터의 암이 10센티미터가 되는 데 보통 20개월 이상이 소요된다는 뜻인데, 이 정도의 앞일이라면 누구도 예측할 수 없는 것이다.

세 번째는 암이 커지면서 성장 속도가 둔화되는 경우가 많다는 점이다. 이것은 진행 중인 암뿐만 아니라 조기암에서도 나타나는 경향으로, 발견되었을 때보다 더 커지지 않는 조기암도 적지 않다.

시한부 몇 개월이라고 예상할 수 있는 상황은, 체력이 암을 당해내지 못하여 더 이상 몸을 움직이지 못하거나 일어나지 못하는 경우이다. 그럼에도 병원에 두 발로 멀쩡히 걸어 들어 온 사람에게 목숨이 몇 개월밖에 남지 않았다며 시한부 선고를 내리는 의사가 진정한 의사란 말인가? 그런 의사에게 우리 목숨을 함부로 내맡기고 믿어도 좋다는 말인가?

곤도 마코토 박사는 이와 관련하여 환자와 그 가족들을 대상으로 '암'이라는 말을 들었을 때에 가장 먼저 머리에 떠오르는 단어가 무엇인지를 조사한 결과, 대부분의 사람들이 '죽음', '나쁘다', '고통', '두려움' 등이라 대답했다고 밝혔다.

이 말은, 의사들이 환자와 그 가족들의 그런 공포심을 악용하여 '환자의 남은 수명'을 짧게 말함으로써 그들이 자신들을 더욱 의지하게 만드는 한편, 자신의 치료 조건도 쉽게 만들어놓는다는 것이다. 그렇게 해야 환자가 수술 직후 사망하거나 합병증 및 항암제 부작용 등으로 사망해도, 그 책임에서 자유롭게 벗어날 수 있기 때문이다.

비밀은 바로 거기에 숨어 있다. 곤도 마코토 박사는 의사가 수술한 암이 유사 암이었다면 재발이나 전이가 절대로 일어나지 않기 때문에 자연히 나을 수 있었다고 밝힌다. 또한 만약 수술한 암이 진짜 암이었다면, 그 암은 발견된 당시 이미 다른 장기로 전이되어 있었기 십상이라고 한다. 이와 같은 모순점에도 불구하고, 환자의 가족들은 "의사 선생님이 수술을 잘 해주신 덕분에 암이 나았다."며 의사를 '신의 손'을 가진 사람이라고 칭송하게 만든다고 한다.

암 수술이 가진 또 하나의 맹점

통계 자료에 의하면, 2016년 우리나라에서 사망률이 가장 높은 질환은 암이다. 그런데 아이러니하게도, 암만큼 진료가 헷갈리고 오진이 많은 질환이 없다. 앞서 언급했듯이 단순한 종기나 염증을 의사가 암으로 잘못 진단하기도 하고, 그로 인해 위나 유방이나 전립선이 몽땅 잘려나가는 것은 물론 생명까지 잃는 경우도 허다하다.

곤도 마코토 박사에 의하면, 건강검진 결과로 암 선고가 떨어지면 그 누구도 의사의 손아귀에서 벗어나지 못한다고 한다. 그는 암을 진단하기 위해서는 먼저 세포를 채취하여 현미경으로 확인하는 병리 검사가 반드시 필요하다고 말한다. 그러나 암역시 세포의 일종으로서, 세포 형태로 점막 속에 머무는 경우가 많을 뿐 아니라 침윤이나 전이를 전혀 일으키지 않는 잠재 암이나 유사 암도 매우 많기 때문에 아무리 제대로 검사를 한다 해도 오진이 나올 가능성이 매우 높다. 이와 관련하여, 미국 암 의학지인 〈Cancer(암)〉는 지난 2005년 "암 초기 진단의 오진 확률은 높을 때는 12퍼센트나 된다."라고 밝혀 사회적으로 큰 파장을 일으켰다.

또한 곤도 마코토 박사는 대부분의 의사들은 평상시에 환자에게 아무런 자각 증상도 없었는데 건강검진에서 암이 발견되면, "조기에 절제하면 거의 100퍼센트 완치됩니다."라고 말한다고 밝혔다. 하지만 그것은 완전한 사기다. 또한 그러한 암은 대부분 진짜 암이 아니라 유사 암이라고 덧붙이고 있다. 때문에 잘라내지 않아도 전혀 문제가 되지 않는다는 것이다.

일례로 유방암의 경우 오랫동안 사람들로 하여금 '피부를 뚫고 나오는 암은 전이가 있는 진짜 암'이라고 여겨져 왔지만, 암 덩어리가 제아무리 피부를 뚫고 나와도 주변으로 퍼져 나가지 않으면 시간이 지나도 전이가 일어나지 않는다.

곤도 마코토 박사에 의하면 암이 피부에 침투하는 것을 '침윤'이라고 한다. 그렇게 침윤은 되어도 전이는 되지 않는 것 역시 유사 암이다. 예를 들어 자궁암이나 폐암의 경우 침윤이 되면 요독증이 일어나거나, 숨이 막혀 생명을 잃는 경우가 많다. 이와 같은 유사 암의 또 다른 특징은 방사선 치료를 하거나 국소 수술을 하면 곧바로 치료되며, 전이가 되지 않는다는 것이다.

그는 또한 암 절제 수술을 할 경우 진짜 암의 발병 위험도가 훨씬 높아진다고 밝힌다. 뿐만 아니라, 장기 절제 수술은 잠복해 있는 암의 발병 위험도를 높일 수도 있다고 주장한다. 수술을 하는 순간이 '암을 날뛰게 하는 순간'이기 때문이다. 의사들은 이를 두고 '암이 화를 낸다.'고 표현하기도 한다. 장기 절제 수술을 하는 순간, 정상 세포의 장벽이 무너지기 때문에 이에 따라 혈액을 타고 흘러 들어간 암세포가 수술 부위에 매달리며 우리 몸에 폭발적으로 퍼져나가게 된다. 그럼에도 불구하고 많은 외과 의사들은 암을 발견한 즉시 그 암세포가 주변 조직으로 물들어 가듯 퍼진다고 말하면서 림프절까지 크게 도려낸다고 말한다.

자궁경부암도 예외는 아니다. 자궁경부암이라 진단되는 순간, 외과 의사들은 림프절까지 과감하게 도려낸다. 그 결과로 따르는 고통은 오로지 환자의 몫이다. 수술 후유증으로 인해 수술 환자의 배변 및 배뇨 활동이 원활하지 못한 것은 물론, 질이 짧아져 성행위를 할 때 무척 괴롭게 된다. 다리가 붓는 고통은 자연히 따라오는 부산물에 불과하다. 수술 환자는 그렇게 죽는 날까지 평생을 엄청난 불편을 안고서 살아야 한다.

폐암과 대장암도 이와 유사하다. 어떤 암이라도 조기에 칼을 대면 합병증과 후유증이 겹쳐 생명을 잃게 되기 십상이다. 때문에 책임감 있는 의사라면 환자에게 암 진단을 내리기에 앞서 그 암이 얼마나 커질지, 다른 장기로 전이될 가능성은 얼마나 되는지 등을 세심하고 신중하게 살핀 뒤 치료에 임해야 한다. 당장의 돈벌이보다 사람의 목숨이 더 소중하고 귀중하기 때문이다.

덧붙여 곤도 마코토 박사는 곧잘 환자의 보호자들이 수술을 마치고 나온 의사에게 "수술이 잘 됐습니까?" 하고 묻는데, 이처럼 무지한 질문은 없다고 밝히고 있다. 환자 가족들이 그렇게 물어오면 모든 의사가 "수술은 잘 됐으며, 성공적입니다."라고 말하지, "수술이 성공적이지 않습니다. 실패했습니다."라고 말할 의사는 없다는 것이다. 특히 의사들은 위암의 경우 위의 3분의 2 지점까지 도려낸 뒤 자랑삼아 말하기도 한다. "암을 깨끗하게 떼어냈습니다. 수술은 대성공입니다."라고.

더 기막힌 사실은, 건강검진에서 유사 암이나 가짜 암이 발견되면 의사들은 마치 진짜 암에 걸린 것처럼 공갈 협박하여 수술 받기를 유도한다는 것이다. 의사들은 아무것도 모르는 환자와 가족들에게 강요하여 수술을 받게 한 뒤, 환자가 계속 살아있거나 병이 완치되면 그 모든 공을 자신에게로 돌린다.

이와 같은 병폐들에 따라 곤도 마코토 박사는 암의 경우 방치하는 것이 최선의 선택이라며, 건드리지 말고 놔두라고 자신의 40년 의사직을 내걸고 외칠 뿐만 아니라 그대로 실천하고 있다.

암 검진은 실제로
아무 도움이 되지 않는다

최근 국민건강보험공단이 국회에 제출한 자료에 의하면, 최첨단 의료기기와 새로운 검사 방법이 계속 개발되면서 의학계에서는 이미 오래전부터 '암은 치료되는 병', '암은 1년에 한 번씩 정기 검진을 받으면 암으로 발전되기 전 단계에서 저지할 수 있는 병'이라며 암 검진 시장을 빠르게 확산하고 있다고 한다.

하지만 정작 중요한 사실은, 그럼에도 불구하고 암으로 인한 사망자의 숫자는 여전히 줄어들지 않고 있다는 것이다. 하지만 의학업계의 주장처럼 암이 얼마든지 치료될 수 있는 병이라면, 한때 사망 원인 1위였던 뇌졸중이 현재는 4위가 된 것처럼, 암 사망 비율 역시 매년 줄어들어야 한다. 그러나 암으로 인한 사망률은 지금도 줄지 않고 있다. 그 이유는 무엇일까? 답은 뻔하다. 암 검진이 실제로는 사람들에게 별 도움을 주지 못한다는 반증인 것이다. 정밀 검사를 하면 할수록 최첨단 의료기기는 암을 잘 발견한다. 그러나 대부분의 암은 진짜 암이 아니라 암과 비슷한 종양 덩어리일 뿐이다. 그럴 경우 치료 목적으로 수술을 하면 오히려 환자의 몸과 마음에 더욱 큰 상처와 고통을 안겨 준다.

곤도 마코토 박사에 의하면 몇 년 전 스웨덴에서 위궤양 등으로 위 일부를 제거한 환자를 A군과 B군으로 나누어, A군은 정기적으로 검사를 받게 하고, B군은 증상이 나타날 때까지 방치했다. 그 결과 검진군인 A군은 354명 중 32명에게서 위암이 발견되었으며, 방치군인 B군은 484명 중 19명에게서만 위암이 발견되었다. A군은 9퍼센트의 암 발병률이 나타난 반면, B군에서는 3.9퍼센트의 발병률밖에 나타나지 않은 것이다. 이 결과만 보아도 정기적인 검진군에 비해 방치군의 암 발병률이 두 배 이상 적다는 사실을 알 수 있다.

위암에 의한 사망자 비율의 결과도 마찬가지이다. 위암으로 인한 사망자 수는 방치군인 B군에서는 위암 발병자 484명 중 14명에 해당하는 2.9퍼센트에 불과한 반면, 검진군인 A군은 354명 중 12명이 사망, 사망률이 3.4퍼센트에 달하여 방치군보다 검진군 쪽의 사망률이 훨씬 높게 나왔다는 연구 결과가 도출되었다. 폐암에 대한 검진 연구 결과 또한 이와 같았다.

따라서 서양에서는 위암 및 폐암 검진을 실시하지 않는다. 일본 역시 1989년부터 나가노 현 야오스카 진료소에서 위암이나 폐암 등에 대한 집단 검진을 중지했다. 그 결과 일본에서 1983년부터 1988년까지는 위암으로 인한 사망자 수가 총사망자 수의 6퍼센트였는데, 1990년부터 1994년까지의 위암 사망자 수는 절반 이하인 2.2퍼센트로 떨어졌다.

그러나 대부분의 의사는 건강검진을 해서 암이 발견될 시 병의 예후를 들먹이며 환자로 하여금 수술을 받게끔 만들고, 항암 치료와 함께 약을 먹게 한다. 그로도 모자라 수술 후 암이 다른 장기로 전이되면 또다시 수술을 받게 함으로써 환자에게 더욱 큰 고통과 치료비의 부담을 안긴다.

이는 의사들이 환자와 환자 가족들을 자신을 위한 '돈줄'로 보았다는 얘기밖에 되지 않는다. 이처럼 현대 의학은 사람의 생명을 가장 먼저 생각해야 하는 인간학적인 과학이어야 함에도 불구하고, 환자의 치료법을 결정하는 동기의 상당 부분이 수익성에 치중되어 있음을 부인할 수 없다는 것이 양심 있는 의사들의 솔직한 고백이다.

덧붙여 항암제는 맹독 중에서도 맹독이며, 항암제의 효과는 '암 덩어리를 일시적으로 작게 하는 것'일 뿐, 암을 치료하거나 생명을 연장하는 데 전혀 도움이 되지 않으므로 되도록 투여를 삼가는 것이 좋다. 또한 위암이나 유방암처럼 고형 암에서는 항암제가 더욱 치료 효과를 발휘하지 못한다. 고형 암에 항암제를 투여하는 행위는 오직 고통스러운 부작용만 불러오며, 수명을 단축하는 작용만 할 뿐이다.

위와 같은 사실이 자명함에도 불구하고 현대 의학이 항암제를 대량 사용하는 진짜 이유는 따로 있다. 대부분의 항암제는 매우 고가인 탓에 그것을 많이 사용할수록 병원의 수입이 늘고, 제약회사도 더욱 큰돈을 벌 수 있기 때문이다. 실제로 의료 현장에서, 이익이 크게 생기지 않는 암은 치료 순서의 뒷전으로 밀려난다. 예를 들어 어떤 경구 항암제가 유방암에 효과가 없다는 사실을 알았다 하더라도, 많은 의사는 효과가 좋은 다른 항암제 투여 방법을 고안하지 않는다. 비용과 시간을 생각하면 이해타산이 맞지 않기 때문이다.

실제로 의사가 파업할 때 오히려 그 사회의 사망률이 낮아지는 일은 여러 나라에서 경험되었다. 의사가 없으면 위험성이 높은 수술 등을 하지 않으니, 단기적으로 그럴 수도 있다고도 설명할 수 있겠다. 그러나 통계적으로 그것을 컨트롤하더라도 상당히 오랫동안 낮은 사망률이 지속되었다. 몇몇 무의촌의 사망률이 그 사회의 평균보다 낮은 것도 어떤 의미에서 일맥상통한다.[3]

곤도 마코토 박사는 이렇듯 의사들의 만행이 만연한 세태에 대해 『약에게 살해당하지 않는 47가지 방법』에서 다음과 같이 밝히고 있다.

'앞으로 건강하게 오래 살려면 어떻게 해야 좋을까요?' 세컨드 오피니언(다른 의사를 만나 진단을 다시 받아보는 것) 외래 환자들이 찾아와서 항상 나에게 하는 질문이다. 그들은 자각 증상도 없는데 치료를 권유받은 사람들이다. 그러면 나는 다음의 '세 가지 마음가짐'을 소리 내어 읽으면서 종이에 써서 직접 환자에게 건넨다.

1. 진단을 잊는다.

2. 검사를 받지 않는다.

3. 의사를 멀리한다.

그러면 대개의 환자들은 멍해지거나 한바탕 웃는다. 그러고 나서 '과연', '마음에 새기겠다', '불안할 것 같지만 노력하겠다' 등과 같은 다양한 반응들을 보인다. 이는 농담도 과장도 아닌, 40년 이상의 의사 경력과 10만 시간의 공부를 통해 얻은 세 가지 진실이다. 의사를 가까이 하지 않으면 검사받을 일도 없고, 약에게 살해당하는 일도 없다."[4]

곤도 마코토 박사는 같은 책에서, 충격적인 사례 하나를 소개하고 있다. 일본에서 가장 큰 어느 제약회사의 회장이 퇴임하면서, 대중매체를 통해 다음과 같은 주장을 함으로써 일본 사회에 큰 파장을 불러일으켰다는 것이다.

환자 여러분, 약을 버리세요. 약은 독입니다. 복용해도 낫지 않습니다. 병은 약 때문에 생깁니다. 특효약이 개발되고 나서 우울증 환자가 두 배나 늘었습니다.

물론 그 회장 역시 재임 중에는 약과 관련하여 일언반구도 없었다. 그러다가 퇴임을 앞두고 비로소 양심고백을 한 것이다.

이처럼 약 전문가들은 '자신은 절대로 먹지 않는 독'을 아무렇지도 않은 얼굴로 환자들에게 먹이고, 그것을 통해 자신들의 이익을 챙긴다.

이러한 점만 보아도, 우리나라에 있는 여러 의학 관련 학회가 제 기능을 제대로 수행하지 못하고 있음을 알 수 있다. 의료 업계는 "의료학회는 본래 새로운 의료 기술을 널리 알리고 교육 지도를 하는 데 목적이 있건만, 요즈음의 의료학회는 그 역할을 제대로 수행하지 못한 채 제약회사나 학회 간부, 암 전문의사 및 의료 행정에 대해 수수방관만 하고 있다."라고 밝힌다. 자신들의 일거수일투족에 수많은 사람의 목숨이 달려 있다는 생각은 하지도 않은 채 서로 간에 얽힌 이권부터 먼저 챙기는 것이다.

의사의 속임수에 꾀이지 않으려면

곤도 마코토 박사는 의사들의 속임수에 꾀이지 않기 위해서라도 환자 자신이 먼저 의료 상식을 잘 갖추고 있어야 한다고 지적한다. 다음의 9가지 수칙은 그의 또 하나의 명저 『시한부 3개월은 거짓말』이라는 책을 통해 우리들에게 제시하고 있는 '의사에게 속지 않기 위한 방법'을 요약한 것이다. 의사의 악마적인 속삭임에 넘어가지 않기 위해서라도 우리는 이 수칙을 꼭 기억하고 있어야 한다.

1. 건강한데 '시한부 3개월', '앞으로 6개월'은 절대로 있을 수 없다.

의사와 환자의 첫 대면에서부터 시한부 판정을 내리는 것은 불가능하다. 환자나 환자 가족에게 처음부터 갑작스레 시한부 선고를 내리는 것은 명백히, 그리고 억지로 환자를 치료 과정으로 몰아가기 위한 수단과 방법에 불과할 뿐이다.

2. 사람은 암에 걸려도 그렇게 빨리 죽지 않는다.

'치료를 하지 않으면 곧바로 암이 커져 사망한다.'는 식으로 환자의 불안을 부추기는 의사라면, 당신은 미련 없이 그를 잊는 것이 좋다. 암이 사람의 생명을 빼앗는 것은 병소가 커져서 다른 장기나 기관 등의 신체 기능을 저하시키기 때문인데, 거기에 수술 등의 인위적인 치료를 억지로 가하게 되면, 몸에 부담이 가게 되어 결국 환자의 수명만 단축시키고 만다.

3. 검진을 받지 않는다. 설혹 검진을 받았더라도 그 결과를 빨리 잊는다.

환자는 건강검진에서 '암'이라고 판정을 받았어도 그 사실을 쉽게 믿어서는 안 된다. 암의 판정 기준은 매우 애매할 뿐만 아니라, 오진도 빈번하게 발생하기 때문이다. 생명에 지장이 없는 암에 대한 두려움을 떨쳐야 죽음의 공포에서 벗어날 수 있다. 암 절제 수술은 오히려 암에 대한 공포심을 더욱 키워 환자 자신의 심신을 황폐하게 할 뿐이다.

4. 림프절까지 잘라내어도 암은 낫지 않는다.

무의미한 장기 및 림프절 절제에 주의해야 한다. 현재까지 집계된 임상 데이터에 의하면, 암은 아무리 잘라내어도 범위가 작을 때보다 전이율과 생존율에 있어서 별다른 차이를 보이지 않고 있다는 사실이 통계적으로 확인되었다.

5. 검진으로 노출되는 방사선량에 주의해야 한다.

CT, X-ray, 맘모그래피 등에서 이용되는 방사선은 횟수를 거듭할수록 인체 건강에 무시할 수 없는 양이 된다. 또한 방사선 치료도 적절한 치료가 아니면 인체에 심각한 장애를 일으키기 쉽다.

6. 어떠한 병이라도 치료법이 하나인 경우는 없다.

어떠한 장기의, 어떤 진행도의 암이라도 여러 가지 치료법과 대처법이 있다. 그러므로 하나의 치료법만 고집하는 의사는 경계해야 한다. 가능한 한 장기를 절제하는 수술은 피하고, 장기를 남기는 치료법을 선택하는 것이 좋다.

7. 세컨드 오피니언은 다른 병원의 다른 진료 과에서 찾아라.

암 선고를 받았을 경우, 다른 의사에게 의견을 묻는 사람이 늘고 있다. 하지만 같은 병원에서 다른 의사의 의견을 구하면 똑같은 결론이 나오기 쉬우므로 가능한 한 다른 병원에 가서 재진료를 해보라. 대학 계열의 다른 병원에서, 다른 진료 과목 의사를 찾아가 보길 권한다.

8. '면역력'보다 '저항력'이 중요하다.

'면역력을 높인다.'는 말은 틀린 말이다. 암세포 자체는 정상 세포와 거의 다르지 않기 때문에 외부로부터 이물질 침입을 막기 위한 면역 기능이 작동하지 않는다. 따라서 체력을 길러 병의 증상이나 치료 등으로 인해 몸과 마음에 가해지는 부담을 견딜 수 있는 세포의 '저항력'을 기르는 것이 중요하다.

9. 암은 치료하지 않는 것이 최고의 수명 연장 방법이다.

위암이나 유방암처럼 고형 암의 경우, 고통을 느끼는 등의 특정한 증상이 없으면 치료하지 않고 경과를 지켜보는 것이 가장 확실하게 수명을 연장할 수 있는 방법이다. 건강한 상태에서 건강검진을 통해 발견한 암은 섣불리 치료할 경우 오히려 수명을 단축시킬 우려가 높다.

건강한 사람일수록 위의 9가지 수칙을 가슴 깊이 새겨두는 것이 자신의 건강을 스스로 지킬 수 있는 최고의 방법이다.

사전에 내 몸에 대해 공부하고
지식을 쌓아두자

다시 한번 강조한다. 곤도 마코토 박사의 말처럼, 가능한 한 내 몸에 칼을 대서는 안 된다. 그러기 위해서는 앞서 언급한 대로 내 몸은 내가 지켜야 하며, 환자 스스로 자신의 몸에 대해 공부하고 지식을 쌓아두어야 한다. 내 몸에 대해 가장 잘 아는 사람은 바로 나 자신이기 때문이다.

따라서 암 선고 등을 받을 경우에 대비하여 최소한 자신의 병에 관해서는 의사 못지않은 의료 지식을 갖추어놓는 것이 필요하다. 그렇게 조금만 노력하면 의사가 함부로 내 몸에 칼을 들이대는 만행을 사전에 막을 수 있다.

이 기회에 명심하자. 아직도 수많은 외과 의사들이 당신의 몸을 메스로 벌리기 위해 대기하고 있다는 사실을. 외과 의사는 수술이 직업이며, 하루라도 수술을 하지 않으면 돈벌이를 못 한다는 것을. 그런 점에서 다음과 같은 히포크라테스의 말은 우리에게 많은 각성과 성찰을 불러일으킨다.

진정한 의사는 내 몸 안에 있다. 내 몸 안의 의사가 고치지 못하는 병은 어떤 명의도 고칠 수 없다. 병을 낫게 하는 것은 자연이다. 인간은 원래 병을 자가 치료하는 힘을 갖추고 있다.

또 하나 명심해야 할 것이 있다. 의사가 "수술이 성공했습니다."라고 말하는 것은 환자에게 합병증이 일어나지 않을 것 같다는 정도의 의미로만 받아들여야 한다는 점이다. '수술 성공 = 완쾌'라는 공식은 절대로 성립되지 않기 때문이다.

곤도 마코토 박사는 외과 의사가 "암이 전이된 림프절까지 모두 깨끗하게 제거했습니다. 이제 당신의 몸에 암은 하나도 남아있지 않습니다."라고 말했다 해서 당신의 암이 완치된 것이 절대로 아님을 명심하라고 외치고 있다. 암이 최초로 발생한 장기에서 조금 떨어진 림프까지 전이되었을 경우 '눈에 보이지 않는 암세포'를 완전히 제거하는 것은, 현재의 인간 기술로는 절대로 불가능하기 때문이라는 것이다. 그것을 가장 잘 아는 사람들 역시 수술을 집도한 의사들이다.

그러니 설사 의사들이 병을 찾아내더라도 꼭 필요한 경우가 아니라면 수술을 받지 말자. 특히 암 환자의 경우 다양한 신개발 항암제를 투여하지 않는 것은 물론, 물리치료 및 줄기치료, 큰돈이 드는 수술 요법 등은 받지 말자. 이는 의사와 병원의 배만 부르게 해줄 뿐이다.

저명한 일본인 의사인 하루야마 시게오 의학박사의 말을 예로 들어보자. 하루야마 시게오 박사는 의사 면허증과 한의사 면허증 두 개를 모두 소유하고 있으며, 현재 일본의 야마토시에서 260개의 병실이 있는 전원 후생병원을 운영하고 있다. 그는 자신의 병원을 찾는 환자와 환자 가족들에게 다음과 같이 서슴없이 말한다.

> 현대 의학이 환자의 병을 치료할 수 있는 능력은 20퍼센트 정
> 도일 뿐, 나머지 80퍼센트는 치료하지도 못하는 병을 치료하는
> 척할 뿐이다. 이로 인한 의료비는 천문학적이지만, 나머지 80
> 퍼센트에 해당하는 환자들은 죽는 길뿐이다. 지금 이 순간에도
> 수많은 환자가 그렇게 죽어가고 있다.

멘델존 박사 역시 그의 저서를 통해 "환자는 의사의 사리사
욕에 대해 경계를 게을리해서는 안 된다. 의사란 인체의 자연스
러운 생리적 변화에 치료라는 명목으로 개입하여, 그 개입의 결
과로 보수를 받고 세간의 평가를 얻는 존재이다."라며 모든 의
사에게 통렬한 일침을 가했다.

이 때문에 나는 우리 한의원을 찾아오는 환자를 대할 때마
다 하루야마 시게오 박사와 멘델존 박사의 말을 상기하며 '나는
과연 한의사로서, 아니 의료인의 한 사람으로서 환자들을 제대
로 대하고 있는지' 자문하곤 한다.

자신의 유언장으로
'사전연명의료의향서'를 써 놓자

곤도 마코토 박사는 죽기 전에 유언장으로 자신의 '사전연명의료의향서'를 써둘 것을 권한다. 나 역시 같은 의견이다. 사람이 쓰러지면 보통 119를 불러 타고 응급실로 간다. 뇌출혈이라면 머리를 열고 혈전을 제거한다. 심근경색이라면 심장 혈관에 가는 관을 삽입하고 막혀있는 혈전을 녹인다. 요즘 세상은 이처럼 고도의 치료술이 발달되어 있기 때문에 단숨에 죽는 일은 결코 쉽지 않다. 하지만 이런 치료를 받으면 상당히 높은 확률로 반신불수 등의 심각한 후유증을 떠안게 된다. 절대로 코와 목에 튜브를 삽입해서는 안 된다. 튜브를 삽입하는 순간, 병은 영원히 낫지 않고, 환자는 의사들의 현금 지급기로 전락하고 말기 때문이다. 앞서 이야기했듯이 의사 자신들은 아무리 죽을 지경에 처해도 코와 목에 튜브를 삽입하지 않는다. 그 고통과 후유증의 결과를 너무나도 잘 알고 있기 때문이다.

또한 의사들은 갑자기 사람이 쓰러져 병원에 실려 오면 무조건 뇌수술부터 하려 든다. 수술 결과는 뻔하다. 수술을 받은 환자는 수술 후에 깨어나면 반신불수, 깨어나지 못하면 식물인간이 되고 만다. 수술 만능주의에 젖어있는 의사들을 하루리도 빨리 의료 현장에서 퇴출시켜야 하는 이유는 그 때문이다. 기존 의사들의 병폐와 무분별한 수술을 뼈저리게 인식하고 환자들을 대하는 의사들이야말로 진정한 의술과 인술을 펼치는 의사들이자 히포크라테스 선서를 지키는 훌륭한 의사다.

의식을 잃고 쓰러져 갑자기 응급실로 실려 온 사람은 응급처치만 한 뒤에 편안히 쉬게 놓아두면 깨어나서 살기도 하고, 때로는 깨어나지 못해 죽기도 한다. 하지만 그 편이 원하지도 않는 반신불수가 되거나 식물인간이 된 채 사는 것보다 훨씬 낫지 않겠는가?

최근에는 무의미한 연명 치료 대신 죽음을 선택하는 사람들이 실제로 생기고 있다. 이러한 일은 말기 암 환자와 같은 분들의 연명 치료를 환자의 뜻에 따라 중단할 수 있는 「연명의료결정법」이 시행되면서부터 가능하게 되었다.

연명의료중단결정이 존엄사의 합법화라고 하기에는 아직 이르다.

2017년 11월 29일에 있은 보건복지부의 발표에 따르면, 「연명의료결정법」 시범 사업이 10월 16일부터 시행된 결과 한 달여 만에 7명의 환자가 무의미한 연명의료의 유보 또는 중단을 선택, 존엄한 죽음을 맞이했다고 한다. 또한 '연명의료계획서'는 44건의 상담을 진행 그중 11건이 작성되었으며, 성별은 남성 7건, 여성 4건이었으며, 연령대는 50대가 6건으로 가장 많았다고 한다. 모두 말기 환자에 대해서 작성되었으며, 이들 중 10명이 암 환자였고, 만성 폐쇄성 호흡기질환 환자도 1명 있었다. '사전연명의료의향서'의 경우에는, 시범 사업 실시 한 달 만에 작성 건수가 2,000건을 돌파하였고, 여성이 남성보다 2배 이상 많았으며, 70대에서 가장 많았다. 이와 같은 연명의료결정법은 2018년 1월 15일까지 시범 사업을 거쳐 2018년 2월 4일부터 본격적으로 시행되었다.

이를 계기로 앞으로 우리나라에서도 회복 가능성이 없는 많은 중증 환자나 식물인간 상태에 빠져있는 환자들이 연명 치료 중단을 선택할 것으로 보인다. 그러므로 자신이 명료한 의식을 가지고 있을 때 '사전연명의료의향서'를 미리 써두면, 자신이 의식을 잃은 뒤에도 가족이나 의사들에게 연명 치료에 대한 자신의 의사를 명확히 전달할 수 있어 바람직하다.

다음은 곤도 마코토 박사가 써놓은 '사전연명의료의향서'를 참고하여 내가 유언장으로 미리 써놓은 나의 '사전연명의료의향서'이다. 참고하시기 바란다.

나의 사전연명의료의향서

나는 지금 아주 행복한 마음으로 이 사전연명의료의향서를 쓰고 있습니다.

내가 의식을 잃더라도 연명 치료는 절대 하지 말아 주십시오.

나는 오늘까지 매우 자유롭고 편하게 살아왔습니다.

그러니 이 세상을 떠날 때도 나답게 살다가 나답게 떠나가고 싶습니다.

지금 나는 의식을 잃어가고 있거나 겨우 숨을 쉬고 있을지도 모릅니다.

하지만 나는 이대로 눈을 감아도 여한이 없다는 점을 분명히 밝혀둡니다.

연명 치료는 절대로 하지 말아 주시길 바랍니다.

하지만 이미 병원에 실려 왔다면 절대로 인공호흡기를 연결하지 말아주시기 바랍니다.

만약 인공호흡기를 연결했다면 지금 당장 떼어주십시오.

나 혼자 힘으로 먹거나 마실 수 없다면, 억지로 음식을 입에 넣지 말아주십시오.

연명을 위한 그 어떤 처치도 하지 말아주십시오.

만약 내가 고통을 느끼고 있다면, 모르핀처럼 통증을 완화시키는 처치는 감사히 받겠습니다.

지금 내 생명을 연명하고자 전력을 다하고 계시는 분께 진심으로 감사드립니다.

나는 이 사전연명의료의향서를 오랫동안 깊이 생각하고 작성했으며,

가족들의 동의도 이미 받아놓았습니다.

나를 돕고 싶으시다면, 부디 나의 마지막 소원을 들어주시기 바랍니다.

지금 이 상태로 자연스럽고 행복하게 죽도록 내버려두십시오.

더더욱 바라는 것은 절대로 내 코와 입에 튜브를 삽입하지 말아주시라는 것입니다.

튜브를 삽입하는 순간 나의 병은 영원히 낫지 않고 의사들의 현금 지급기만 될 뿐입니다.

의사들 중에 장기적으로 코 튜브와 입 튜브를 삽입한 사람이 있습니까?

평생 드러누워 약을 복용하는 의사를 본 적이 있습니까?

의사들은 절대로 자기 자신에게는 이런 의료행위를 하지 못하게 합니다.

다시 한번 간절히 당부하건대, 진정으로 나를 돕고 싶으시다면, 부디 이대로 자연스럽고 행복하게 세상을 뜨도록 놓아두십시오.

나를 위해 애써주신 모든 분에게 다시 한번 감사드립니다.

○○○○년 ○월 ○일

주소 _____

자필 서명   (인)

증인 서명   (인)

제4장
인간의 몸에는 대자연이
담겨있다

한의학은 인술仁術이다

우리는 '의술醫術은 곧 인술仁術이다.'라는 말을 자주 한다. '인술仁術'의 의미를 사전에서 찾아보면, "사람을 살리는 어진 기술이라는 뜻으로, '의술醫術'을 이르는 말"이라고 소개되어 있다. 인술이 아닌 것은 의술이 아니라는 말일지도 모르겠다.

조선 최고의 명의로 알려진 구암 허준의 일대기를 다룬 『소설 동의보감』에 보면 "병을 볼 뿐 병자의 신분을 보지 아니하고, 병세를 구할 뿐 그 대가로 영예를 탐하지 아니하리라."라는 구절이 있다. 또한, 의료인이라면 누구나 서약하는 히포크라테스 선서를 보면 이런 내용이 들어 있다. "나는 양심과 위엄으로 의술을 베풀겠노리. 나는 환자의 건강과 생명을 최우선으로 생각하겠노라. 나는 인종, 종교, 국적, 정당정파, 또는 사회적 지위 여하를 초월하여 오직 환자에 대한 나의 의무를 지키겠노라."

둘 다 사람의 생명을 다루는 의사로서의 자세와 마음가짐이 어 떠해야 하는지를 잘 보여주고 있다.

그런데 세월이 흘러 과학기술이 눈부시게 발전하면서 현대 의학과 의술에도 많은 변화를 가져왔다. 발달된 과학기술을 응용한 고가의 첨단 의료장비가 속속 도입되고 더불어 새로운 의술의 등장과 무수한 신약이 개발되었다. 물론 한의학 부문에서도 많은 발전이 있었다. 덕분에 우리는 생명연장의 덕을 보며 100세 시대를 맞이하고 있다.

하지만 이런 의료의 선진화에도 불구하고 오늘날 의술은 상술商術이 되었다는 비난을 면치 못한다. 왜 그럴까?

의술은 지식에서 나오는 기술이지만, 인술은 환자에 대한 어진 마음과 정성에서 나오는 사랑이다. 베푸는 마음으로 환자의 질병뿐만 아니라 상처받은 마음까지도 치료하는 것이 곧 인술인 것이다.

서양에서는 객체를 중요시하기 때문에 사람의 마음까지는 책임을 지지 않는다. 반면 동양에서는 '어질 인仁' 자를 써서 인술이라고 하는데 그 인술이라는 것은 뭔가 병이 나을 수 있다는 자신감 혹은 믿음을 환자의 마음에 주는 것이 치료에 가장 중요하다고 보는 것이다.

인술이라고 할 때 인仁을 쓰는 이유는 무엇인가? 사람은 혼자 있는 게 아니다. 사람과 사람 사이에서 느껴지는 관계론적인 감정인 것이다. 그러나 서양은 사람을 개체로 취급한다. 비록 환자일지라도, 인간은 기계가 아니다. 부서진 기계가 아닌 것이다. 그렇기 때문에 인간은 자생력을 가지고 있으며 병을 고치는 가장 중요한 것은 마음이다.

그러니까 한의학은 환자를 과학적 대상이나 기계로 보는 것이 아니라 인간으로 보는 것이다. 이처럼 한의학은 환자 몸의 순리를 최대한 거스르지 않는 선에서 치료법을 찾아 해결한다. 환자와 대화를 하고 청진기가 아닌 손으로 진맥을 하며, 일단 병이 생긴 생명체의 마음에 확신을 줌으로써 환자 자신이 자신감을 갖게 해 치료하게 만드는 것이다.[1]

서양 의학은 과학적으로만 상황을 판단하고 고가의 장비가 보여주는 결과를 맹신하다시피 한다. 또 병원과 의사들은 그 결과를 이용해 환자들의 불안 심리를 자극하고 병원과 의사를 맹신하도록 치밀하고 집요하게 세뇌한다. 그 속에서 불친절과 과잉 진료가 일어난다.

한국보건사회연구원이 펴낸 〈2017 한국 의료 질 보고서〉에 따르면 우리나라의 의료비 지출 증가율이 OECD 회원국 대비 평균의 3배 이상인 것으로 나타났다. 또 통계청(2016) 자료에 따르면, 우리나라 의료서비스에 대한 주된 불만 중 '비싼 의료비'가 가장 높은 비중을 차지했으며, 의료서비스의 질에 대한 불만도 높게 나타났다. 더욱 우려스러운 것은 '과잉 진료'에 대한 불만이 점차 증가하고 있다는 것이다.

　아무리 비싼 의료 기계이고 첨단 장비일지라도 사람의 마음속까지 들여다보지는 못한다. 치료의 근본은 의료 시스템이 아닌 사람에 있다. 부자든 가난한 사람이든 환자의 생명에 대한 존엄성과 긍지를 심어 주는 것이 치료의 출발이다. 존엄성이나 긍지는 마음에서 생기는 것이다. 몸의 치료뿐만 아니라 환자의 마음속 치료까지 이뤄져야 하는 이유다.

　의술은 결국 사람을 위한 일, 겉으로 드러난 병만 고칠 것이 아니라 환자의 아픈 마음속까지 어루만져주는 진정한 의사들이 많아졌으면 하는 바람이다.

『황제내경』은 생명을 통찰하는 경전이다

　이제부터는 한의학의 근간을 이루는 지도서인 『황제내경』을 바탕으로 인체의 생리 및 인간의 생로병사 등에 대해 알아볼 것이다. 먼저, 『황제내경』에 대해 간단하게 소개하면 다음과 같다.

　『황제내경』은 중국 최초의 전통의학서이다. 줄여서 『내경』이라고도 하며, 소문(素問)과 영추(靈樞) 두 부분으로 나뉘어 각각 9권 81장으로 구성되었다. 황제와 기백 간의 대화 형식으로 서술되어 있는데, 황제가 건강에 관한 문제를 기백에게 물으면 기백이 답하는 형식이다. 내용은 인간의 생리와 병리, 질병에 관해 다루며, 그것들의 치료에 대한 원리와 방법을 풀어서 설명하고 있다.

기원전 2세기 이전의 중국 전통의학의 이론과 실제를 다루지만『황제내경』이 이 시대에도 놀라운 점은 다음 글을 보면 알 수 있다.

현대 의학은 해부를 통해 구별된 개별 기관으로 그 기능을 탐색한다. 이렇게 하면 가장 좋은 점은 기관의 개별적인 기능을 분명히 알 수 있다는 점이다. 그러나 한 사람의 생리적 기능은 복합적인 작용의 결과이므로 각 기관의 기능만 개별적으로 알아서는 인체 전반을 아우르는 생리적 기능을 이해할 수 없다. 그리고 각 기관의 기능을 단순히 한데 합한다고 해서 몸의 기능 전체가 완성되는 것도 아니다.

『황제내경』의 탁월함은 기능을 먼저 논한 다음, 각 기능과 관계된 신체 기관을 한데 묶었다는 데 있다.

예컨대 사유, 정신, 의식 활동이라는 기능을 먼저 말한 다음 이러한 활동을 뇌와 심장이 공동으로 주관한다고 밝히는 게 바로 그것이다. 구체적이고 개별적인 형체에 국한되지 않고 형체를 초월하여 몇 개의 단일한 형체, 몇 개 기관의 조합을 추구했

기 때문이다. 최근 현대 과학에서도 연구를 통해 사람의 생리적 기능이 어떤 한 개의 개별 기관에서 이뤄지는 것이 아님을 밝혀내었다. [2]

이렇게 시대를 뛰어넘어 그 탁월함을 인정받고 있는 『황제내경』을 바탕으로 인체의 생리 및 인간의 생로병사에 대해 구체적으로 알아보겠다.

인간의 생로병사는 이렇게 진행된다

모든 생명이 겪게 되는 하나의 과정이 생로병사이다. 그것은 인간의 지혜와 노력으로 해결할 수 없으며 자신의 의지와도 전혀 관계없다. 여기서는 우리가 태어나서 성장하고, 늙고 병들어 죽음에 이르는 생로병사의 진행 단계에 관해 알아보자.

이러한 생명 주기에 관해 『황제내경』에서는 다음의 두 가지 관점을 제시했다. 그중 하나는 10년을 단위로 나눈 주기이고, 다른 하나는 여자일 경우 7년, 남자일 경우 8년을 기준으로 나눈 주기이다.

10년 생명 주기는 오장육부 기혈의 성장과 쇠퇴의 양상을 살펴 나눈 사람의 생명 주기이고, 7·8년 생명 주기는 신장의 기운과 인체의 생장과 발육, 생식 기능을 촉진하는 물질인 '천계天癸'의 성장과 쇠퇴를 관찰하여 나눈 생명 주기이다.[3]

먼저 인간의 7·8년 생명 주기 단계에 대해서는 『황제내경』, 「소문」, 상고천진론上古天真論에 자세히 서술되어 있다. 먼저, 여성의 생명 주기는 7년을 1주기로 삼는다.

여 자 칠 세, 신 기 성, 치 경 발 장, 이 칠 이 천 계 지, 임 맥 통,
女子七歲, 腎氣盛, 齒更髮長, 二七而天癸至, 任脈通,

태 형 맥 성, 월 사 이 시 하, 고 유 자, 삼 칠, 신 기 평 균,
太衝脈盛, 月事以時下, 故有子. 三七, 腎氣平均,

고 진 아 생 이 장 극, 사 칠, 근 골 견, 발 장 극, 신 체 성 장.
故真牙生而長極. 四七, 筋骨堅, 髮長極, 身體盛壯.

오 칠, 양 명 맥 쇠, 면 시 초, 발 시 태.
五七, 陽明脈衰, 面始焦, 髮始墮.

육 칠, 삼 양 맥 쇠 어 상, 면 개 초, 발 시 백. 칠 칠, 임 맥 허,
六七, 三陽脈衰於上, 面皆焦, 髮始白. 七七, 任脈虛,

태 형 맥 쇠 소, 천 계 갈, 지 도 불 통, 고 형 괴 이 무 자 야.
太衝脈衰少, 天癸竭, 地道不通, 故形壞而無子也.

여자는 태어나서 7세가 되면 신장 기능이 왕성해져 치아를 갈고 머리카락이 잘 자라게 된다. 14세가 되면 비장과 위장, 신장의 경맥이 왕성하여 월경이 주기적으로 나와 임신할 수 있으며, 21세가 되면 신장 기능이 평형을 유지하고 사랑니가 나오며

성장이 극에 달한다. 28세가 되면 근육과 뼈가 단단해지고 모발의 성장이 극에 달하며 신체가 건강하다. 35세가 되면 위장 경맥이 쇠하여지고 얼굴에 윤기가 없고 머리카락이 빠지기 시작한다. 42세가 되면 머리 쪽으로 올라가는 경락이 쇠하여 얼굴이 초췌해지고 머리칼이 반백이 된다. 49세가 되면 비장과 위장 및 신장 기능이 쇠해지어 월경이 단절되며 늙기 시작하여 자식을 가질 수 없다.

상고천진론에서는 또한 남성에게는 8년이 생명의 한 주기가 된다고 했다.

장 부 팔 세. 신 기 실. 발 장 치 경. 이 팔. 신 기 성. 천 계 지.
丈夫八歲, 腎氣實, 髮長齒更. 二八, 腎氣盛, 天癸至,

정 기 일 사. 음 양 화. 고 능 유 자. 삼 팔. 신 기 평 균. 근 골 경 강.
精氣溢寫, 陰陽和, 故能有子. 三八, 腎氣平均, 筋骨勁強,

고 진 아 생 이 장 극. 사 팔. 근 골 융 성. 기 육 만 장.
故真牙生而長極. 四八, 筋骨隆盛, 肌肉滿壯.

오 팔. 신 기 쇠. 발 타 치 고. 육 팔. 양 기 쇠 갈 어 상. 면 초.
五八, 腎氣衰, 髮墮齒槁. 六八, 陽氣衰竭於上, 面焦,

발 빈 반 백. 칠 팔. 간 기 쇠. 근 불 능 동.
髮鬢頒白. 七八, 肝氣衰, 筋不能動.

남자는 태어나서 8세가 되면 신장 기능이 실해져 머리카락이 잘 자라며, 치아를 갈게 된다. 16세가 되면 신장 기능이 왕성하여 정액이 넘쳐나서 자식을 낳을 수 있다. 24세가 되면 신장 기능이 평형을 유지하며 근육과 뼈가 튼튼하고 강해지며, 사랑니가 생겨나는 동시에 성장이 극에 이른다. 32세가 되면 근육과 뼈가 융성하며 기육이 풍만해져 건강한 상태가 된다. 40세가 되면 신장 기능이 쇠하고 머리카락이 빠지며 치아가 건조해진다. 48세가 되면 머리 쪽에서 양기가 쇠퇴함에 따라 얼굴이 초췌해지고 머리가 반백이 된다. 56세가 되면 간 기능이 쇠하여 동작이 느려지고 근육이 마음대로 움직이지 않는다. 64세가 되면 정액이 고갈되거나 적어져 신장 기능이 쇠하여지고, 신체가 늙어가며 치아와 머리카락이 빠진다.

다음으로 인간의 10년 주기 사이클은 『황제내경』,「영추」, 천년天年 편에 다음과 같이 기술되었다.

인 생 십 세. 오 장 시 정. 혈 기 이 통. 기 기 재 하. 고 호 주.
人生十歲, 五藏始定, 血氣已通, 其氣在下, 故好走.

이 십 세. 혈 기 시 성. 기 육 방 장. 고 호 추. 삼 십 세. 오 장 대 정.
二十歲, 血氣始盛, 肌肉方長, 故好趨. 三十歲, 五藏大定,

기 육 견 고. 혈 맥 성 만. 고 호 보. 사 십 세. 오 장 육 부 십 이 경 맥.
肌肉堅固, 血脈盛滿, 故好步. 四十歲, 五藏六府十二經脈,

개 대 성 이 평 정. 주 리 시 소. 영 화 완 락. 담 즙 시 멸. 목 시 불 명.
皆大盛以平定, 腠理始疏, 榮貨頹落, 膽汁始減, 目始不明.

육 십 세. 심 기 시 쇠. 약 우 비. 혈 기 해 타. 고 호 와.
六十歲, 心氣始衰, 若憂悲, 血氣懈惰, 故好臥.

칠 십 세. 비 기 허. 피 부 고. 팔 십 세. 간 기 쇠. 백 리. 고 언 선 오.
七十歲, 脾氣虛, 皮膚枯. 八十歲, 肺氣衰, 魄離, 故言善誤.

구 십 세. 신 기 초. 사 장 경 맥 공 허. 백 세. 오 장 개 허.
九十歲, 腎氣焦, 四藏經脈空虛. 百歲, 五藏皆虛,

신 기 개 거. 형 해 독 거 이 종 의.
神氣皆去, 形骸獨居而終矣.

사람이 태어나 10세가 되면 오장이 비로소 안정되고 기혈의 소통이 잘되며, 그 기운이 다리 쪽에 있어 뛰어다니는 것을 좋아한다. 20세가 되면 기혈이 왕성해지고 살과 근육이 발달하기 시작하여 빨리 걷기를 좋아한다. 30세가 되면 오장이 크게 안정되고 근육과 살이 견고해지며 혈맥이 충만해져 천천히 걷기를 좋아한다. 40세가 되면 오장육부가 크게 왕성하며 안정되나 피부 사이의 잔주름이 성글어져 땀이 나오기 시작하고, 얼굴의 화색이 점점 줄어들며 평상시보다 기운이 반으로 줄어들고, 머리칼이 반백이 되며 살이 찌기 시작하지만 매사에 잘 움직이려 들지 않고 앉아 있기를 좋아하게 된다. 50세가 되면 간 기능이 쇠약하기 시작하여, 간에 유입되는 혈액이 적어져 간이 쪼그라든다. 또 담즙이 감소되기 시작해 소화기 계통에 영향을 주거나 먹는 것에 비해 더욱 살이 찌기 시작하며, 눈이 침침하고 귀가 잘 들리지 않거나 소리가 나며 동작이 둔해진다. 60세가 되면 심장 기능이 쇠약해져 자주 근심하거나 슬퍼하며, 기혈이 크게 허약해져 다리는 차고 얼굴과 가슴은 열이 난다. 한편, 바람이 불면 눈물이 나고 아랫도리는 허해져 쓰지 못하며, 치아가 빠지려 잇몸이 오그라들며 길어진다. 70세가 되면 비장의 기능이 허해져 피부가 마르며, 80세가 되면 폐 기능이 허약해져 머리 쪽으로 영양 공급이 잘 안 되어 기억력이 감퇴되거나 말을 할 때 자주 실수나 헛소리를 하게 된다. 약한 증상은 기억력 상실 현상을 나타내지만 심한 증상은 우리가 흔히 말하는 치매를 불러온다. 90세가 되면 신장 기능이 극도로 쇠하여 뼈와 골수가 마르고 앞에서 말한 네 장기(심장, 간장, 비장, 폐)의 기능이 더욱 쇠약해진다. 100세가 되면 오장마저 전부 허약해져 기혈이 모두 사라지고 살이 빠지며, 뼈만 앙상하게 남아 죽음에 이르게 된다.

위와 같은 10년 단위의 생명 주기는 오장이 지닌 기혈의 성장과 쇠퇴 양상을 기준으로 삼은 것이다. 동작상의 특징을 살펴보면 10세 때는 가볍게 '뛰는' 수준이었다가 나중에는 '빠른 속도로 걷고' 그런 다음에는 '천천히 걸으며' 뒤이어 '앉아 있기를 좋아하고' 결국에는 '누워서 자는 것을 즐기게' 된다.

50세 이후에는 몸이 전반적으로 쇠퇴기에 접어들게 되는데 오장육부의 기능이 쇠퇴하는 순서를 살펴보면 간, 심장, 비장, 폐, 신장의 순서이다. 이러한 순서는 위에서 언급한 오행의 상생 순서와도 같다.[4]

모든 병은 이렇게 시작된다

어떠한 병도 혼자서는 발병하지 않는다. 모든 병은 자연스러운 생리적 변화와 함께 서로 연계되어 발병한다.

한의학에서 질병의 대상은 질병이 아니고 질병 현상이 나타난 생명체, 곧 사람이다. 치료의 대상도 국소적인 질병이나 이런저런 병적 증세의 제거가 아니고, 전체적으로 조화를 잃은 생리 상태에 있는 인체를 정상적인 생리 상태를 가진 건강체로 회복시키는 것이다. 그러므로 진단도 종합적 진단이어야 하고, 치료도 종합적 치료여야 한다. 질병은 언제든지 전신적이다.
엄격한 의미에서 순수한 국부적 질병이라는 것은 없다. 밖으로부터의 자극에 의해서 인체가 손상을 받았을 때도, 그 회복을 위하여 그 부분 밖의 다른 부분의 활동이 필요하게 되며 따라서 각 기관에 저마다 상당한 변화가 생긴다. 하물며 내부적 원인으로 발생한 질병이야 어찌 국소적 관찰로 제대로 파악할 수 있겠는가?[5]

이와 같이 질병이란 장기간의 연쇄 작용이 서로 원인이 되고 결과가 되는 것이므로, 반드시 병의 원인을 먼저 찾아낸 뒤 그 원인부터 치료하도록 해야 한다. 이번 장에서는 우리 몸에서 병이 발생하는 원인과 생체적 흐름, 그리고 그 치유법에 대해 알아보겠다.

『황제내경』,「영추」, 백병시생론百病始生論은 모든 병의 시발점 및 근원을 확실히 밝히고 있다. 그 차이점 또한 명확히 설명한다. 모든 병의 근원은 '잘못된 생활 습관과 더불어 감정을 조절하지 못하여 생긴 근심 걱정이 인체에 영향을 미쳐 발생'한다. 또한 인체가 허약해지면 몸이 외부의 기온 변화에 제대로 적응하지 못해 병으로 발전한다.

그렇다면 사람의 인체는 왜 허약해져서 병의 고통을 얻게 되는 걸까? 『황제내경』,「소문」, 생기통천론生氣通天論에 그 원인이 자세히 나와 있다.

양 기 자, 번 로 즉 장, 정 절, 피 적 어 하, 사 인 전 궐, 목 맹 불 가 이 시,
陽氣者, 煩勞則張, 精絶, 辟積於夏, 使人煎厥, 目盲不可以視,

이 폐 불 가 이 청, 궤 궤 호 약 괴 도, 율 율 호 불 가 지.
耳閉不可以聽, 潰潰乎若壞都, 汩汩乎不可止.

이처럼 병은 인체의 양기가 근심 걱정을 해결하지 못한 채 과로함으로써 혈관 내부가 팽팽해짐에 따라 흉부에 열로 쌓이게 되고, 그 열이 여름철에 이르러 내부의 열과 결합하게 되어 발병한다. 이 열이 상부로 올라가 피부층이 열림에 따라 많은 양의 땀이 배출되어 귀와 눈으로 가는 진액의 양이 줄어들어, 눈이 어두워져 시야가 흐려지거나 귀가 막혀 소리가 잘 들리지 않는 상황이 급속히 진행되는 것이다.

위 인용문의 전궐煎厥은 스스로 속을 끓여 인체 상부로만 열을 치솟게 하는 것을 의미한다. 즉, 혈액과 진액이 인체의 상부로만 몰려들어 땀으로 배출되게 만듦으로써, 인체 하부의 혈액과 진액을 결핍하게 하여 시간이 지날수록 하체가 시리거나 차갑거나 또는 마르게 되는 것이다. 이러한 상황을 상열하한上熱下寒이라고 하는데, 인체의 상부는 열이 나는 반면 하부는 차가워진다는 뜻이다. 양방으로 치면 상부는 고혈압이며 하부는 저혈압이다.

또 『황제내경』, 「소문」, 비론痺論에는 다음과 같은 내용이 나온다.

음 기 자, 정 즉 신 장, 조 즉 소 망, 음 식 자 배, 장 위 내 상, 인 이 포 식,
陰氣者, 靜則神藏, 躁則消亡, 飮食自倍, 腸胃乃傷, 因而飽食,

근 맥 횡 해, 장 벽 위, 치.
筋脈橫解, 腸僻爲, 庤.

오장의 음기 가운데 폐는 기를 저장하고, 심장은 혈관을 주관하며, 비장은 살을 주관하여 각각의 장에서 영양분을 공급한다. 그리고 간은 근육을 주관해 굴신을 이롭게 하고, 신장은 뼈와 골수에 영양을 공급해 몸을 건강하게 한다. 그래서 마음이 편안하고 고요하면 오장의 기가 정상적으로 잘 운행되어 건강하지만, 마음을 조급하게 쓰거나 속을 끓이면 인체의 영양분이 사라진다. 다시 말해 폐기가 소진되면 피부가 마르며 숨이 차

고, 심장의 혈액이 소진되면 가슴이 두근거리고 답답해진다. 비장의 영양분이 소진되면 기육(肌肉, 살)이 영양을 공급받지 못해 살이 빠지며, 간기가 소진되면 근육이 말라 굴신하기가 힘들다. 더불어 신장의 정기가 소진되면 뼈와 골수에 영양 공급이 잘되지 않아 몸이 무거워지며 허리에 통증이 나타난다.

또한 흔한 질병의 증상 중 하나인 풍風이란, 현상은 나타나지만 형태를 볼 수 없는 것이다. 바깥바람으로서의 풍은 공기의 움직임을 이르는 말이고, 사람 몸의 풍은 신경 계통의 변화를 가리키는 말이다.[6]

『황제내경』, 「소문」, 풍론風論은 다음과 같이 풍으로 인한 병의 증상을 알리고 있다.

제 왈: 오 장 풍 지 형 상 부 동 자 하. 원 문 기 진 급 기 병 능.
帝曰: 五臟風之形狀不同者何, 願聞其珍及其病能.

기 백 왈: 폐 풍 지 상. 다 한 오 풍. 색 팽 연 백. 시 해 단 기.
岐白曰: 肺風之狀, 多恨惡風, 色㿠然白, 時咳短氣,

서 일 즉 차. 모 즉 심. 진 재 미 상. 기 색 백. 심 풍 지 상. 다 한 오 풍.
晝日則差, 暮則甚, 診在眉上, 其色白. 心風之狀, 多汗惡風,

초 절. 선 노 혁. 적 색. 병 심 즉 불 가 쾌. 진 재 구. 기 색 적.
焦絶, 善怒嚇, 赤色, 病甚則不可快, 珍在口, 其色赤.

간 풍 지 상. 다 한 오 풍. 선 비. 색 미 창. 익 건 선 노. 시 증 여 자.
肝風之狀, 多汗惡風, 善悲, 色微瘡, 嗌乾善怒, 時憎女子,

珍在目下, 其色青. 脾風之狀, 多汗惡風, 身體怠惰,

四肢不慾動, 色薄黴黃, 不嗜食, 珍在鼻上, 其色黃.

腎風之狀, 多汗惡風, 面厖然浮腫, 腰脊痛不能正立, 其色炱.

隱曲不利, 診在頤上, 其色黑.

이를 해석하면 다음과 같다. 폐풍肺風의 증상은 땀을 많이 흘리고 바람을 싫어하며, 안색은 희멀겋고 수시로 기침을 하며 낮에는 증상이 덜하다가 밤이 되면 더 심해지는 것인데, 그 진단은 눈썹 위에 있으니, 그 색이 하얗다. 심풍心風의 증상은 또한 땀을 많이 흘리고 바람을 싫어하지만, 입술과 혀가 바짝바짝 타들어 가고 자주 화를 내며, 안색이 붉으며 심하면 말을 더듬는 것이다. 이는 입 안의 붉음 여부를 통해 진단이 가능하다. 간풍肝風의 증상은 땀을 많이 흘리고 바람을 싫어하며, 안색은 약간 푸른빛을 띠고 목이 잘 마르며, 자주 화를 낼 뿐만 아니라 때때로 이성을 싫어하는 경향을 보이는 것이다. 이 증상을 지니고 있는 사람은 눈 아래쪽의 색이 푸르다. 비풍脾風의 증상은 땀을 많이 흘리고 바람을 싫어하며, 몸이 늘어져 사지를 움직이려 하지 않고, 얼굴색이 옅은 황색을 띠며 식욕이 없어지는 것이다. 진찰 부위는 코 위로, 그 색이 누렇다. 신풍腎風의 증상은 땀을 많이 흘리고 바람을 싫어하며 얼굴이 붓고 허리와 척추가 아파서 똑바로 서지 못하고, 얼굴색은 검으며 진액이 말라서 성행위를 하지 못하는 것이다. 이 증상을 가진 사람은 턱 윗부분의 색이 검다.

위와 같이 오장풍五臟風은 전부 땀을 많이 흘리고 바람을 싫어하는데, 오랜 시간 인체의 상부에서 땀을 많이 흘리면 하부의 다리로 가는 진액과 혈액이 부족해져 다리가 마르거나 차갑고, 시리게 되며 통증이 시작된다. 만약 다리가 차가워져 허벅지나 복부로 찬기가 역류하여 침투하면, 복부에 압력이 가해져 복부 창만으로 배가 불룩해지거나 살이 점차 찌면서 살갗이 늘어지게 되고, 그 압력이 창자에 가해지면 대장 용종이나 창자 밖 혈관에 물집 같은 덩어리 등을 형성할 수 있다.

또, 찬기가 장 내에 영향을 미치면 장이 끓어오르면서 요동치게 되고, 영향이 자궁에 미치면 자궁 근종이 생기는 등 이루 말할 수 없을 정도로 그 변화가 다양하다.

또한 『황제내경』, 「소문」, 궐론은 수족이 냉해지는 원인을 다음과 같이 직시한다.

기 백 왈: 전 음 자, 종 근 지 소 취, 태 음 양 명 지 소 합 야.
歧伯曰: 前陰者, 宗筋之所聚, 太陰陽明之所合也.

춘 하 즉 양 기 다 이 음 기 소, 추 동 즉 음 기 성 이 양 기 쇠,
春夏則陽氣多而陰氣少, 秋冬則陰氣盛而陽氣衰,

차 인 자 질 장, 이 추 동 탈 어 소 용, 하 기 상 쟁 불 능 복.
此人者質壯, 以秋冬奪於所用, 下氣上爭不能復,

정 기 일 하.　사 기 인 종 지 이 상 야.　기 인 어 중 양 기 쇠.
精氣溢下, 邪氣因從之而上也, 氣因於中陽氣衰,

불 능 삼 영 기 경 락.　양 기 일 손.　음 기 독 재.　고 수 족 위 지 한 야.
不能滲營其經絡, 陽氣日損, 陰氣獨在, 故手足爲之寒也.

　　생식기는 모든 근육이 모이는 곳이자 폐와 대장, 비장과 위장의 기가 합쳐지는 곳이다. 따라서 봄·여름에는 양기가 많고 음기가 적다. 즉 따뜻한 기운은 많고 찬 기운은 적다. 대신 가을·겨울에는 음기가 성하고 양기는 적다. 찬 기운은 성하고, 따뜻한 기운은 적다는 뜻이다. 이때 몸이 건강해 과로를 하거나 성행위를 자주 하면 정기가 빠져나가면서 하부로 흐르던 기와 혈이 적어지고 혈액과 진액이 가지 못하여 발가락에서 무릎까지 찬 기운이 역류해 올라오는 것이다. 그 찬 기운이 또한 위장까지 올라와 영향을 미치게 되면 양기가 쇠해지고 하부 및 상부 경락에 영양을 공급하지 못함에 따라 양기는 날로 적어지고, 음기만 홀로 남게 되어 수족이 차가워지는 것이다.

　　위풍胃風 또한 오장풍과 누풍처럼 수족이 차가워지는 원인 중 하나다. 이에 대해 『황제내경』, 「소문」, 풍론風論에서는 다음과 같이 설명하고 있다.

위 풍 지 상.　경 다 한 오 풍.　음 식 불 하.　격 새 불 통.　실 의 즉 진 창.
胃風之狀, 頸多汗惡風, 食飲不下, 鬲塞不通, 失衣則䐜脹,

식 한 즉 설.　진 형 수 이 복 대…
食寒則泄, 診形瘦而腹大 …

위풍의 증상은 목에서 땀이 많이 나고 바람을 싫어하며, 음식이 잘 내려가지 않을 뿐만 아니라 흉부가 막혀 소통이 안 되고, 옷을 벗으면 배가 터질 듯이 부풀어 오르며, 찬 음식을 먹으면 설사를 하는 것이다. 팔다리는 말랐으나 복부만 볼록 튀어나온 특징이 있다.

인간의 몸은 나무와 같다

이처럼 모든 풍이 극에 달하면 비증痺證으로 전환되는데, 비증에는 다섯 가지가 있다. 거기에 풍風·한寒·습濕 세 가지가 합쳐져 인체에 침입하게 되면 '시리고, 저리고, 아프고, 무지근하고, 당기고 막힌 듯한' 비증이 형성된다. 비증은 또한 기혈이 땀으로 빠져나가 하부에 수분과 혈이 부족해짐에 따라 하부는 차가워지고 상부는 뜨거워져 땀을 더욱 많이 흘리게 한다.

『황제내경』,「영추」, 자절진사刺節眞斯 해론解論에 보면 사람의 인체 속 위와 같은 현상을 나무에 비교하고 있는데, 음양자陰陽者는 겨울엔 차가운 기요, 여름엔 더운 기다. 이 때문에 날씨가 더워지면 지면의 수분이 증발해 비구름이 되어 하늘에 있듯, 나무줄기와 잎에는 수분이 열을 따라 올라와 충분히 있지만, 뿌리에는 수분이 감소하여 있는 상황과 같다. 사람의 몸 역시 이와 같아서 날씨가 더우면 기氣도 외부로 떠올라 피부가 느슨해지고, 피부층이 열려 기와 혈이 감소되며, 진액이 상부로 많이 빠져나간다. 이에 대해 『황제내경』은 다음과 같이 밝히고 있다.

열 즉 자 우 이 재 상. 근 해 소 즙. 인 기 재 외. 피 부 완.
熱則滋雨而在上, 根荄少汁, 人氣在外, 皮膚緩,

주 리 개 혈 기 감. 즙 대 설.
腠理開血氣減, 汁大泄.

이와 같이 사람도 신체의 하부에 기, 혈과 진액이 부족해지면 겨울철과 장마철에 냉습한 기운이 그곳에 침입해 머물며 통증을 야기한다. 『황제내경』, 「소문」, 비론痺論은 비증의 증상을 다음과 같은 다섯 가지로 밝히고 있다.

기 백 왈: 비 재 어 골 즉 중. 재 어 맥 즉 혈 응 이 불 류.
歧伯曰: 痺在於骨則重, 在于脉則血凝而不流,

재 어 근 즉 굴 불 신. 재 어 육 즉 불 인. 재 어 피 즉 한.
在于筋則屈不伸, 在于肉則不仁, 在于皮則寒.

겨울철에 찬 기운을 만나면 골비(骨痺, 골다공증)가 되고, 골비가 되면 몸이 무거워진다. 봄철에 찬 기운을 만나면 근비(筋痺)가 되어 근육이 오그라들면서 관절이 굽혀 펴지지 않는다. 여름철에 찬 기운을 만나면 맥비(脉痺)가 되어 혈관의 혈액이 막히면서 피가 응체되어 흐르지 않는다. 장마철長夏에 한습을 만나면 기비(肌痺)가 되어 기육에 감각이 없어진다. 가을철에 서늘한 기운을 만나면 피비(皮痺)가 되어 피부가 차가워지는 증상이 나타난다.

특히 피비가 낫지 않을 경우 폐가 피부를 주관함에 따라 그 병이 폐로 흘러 들어가고, 맥비가 낫지 않으면 맥脉은 심장心臟이 주관함에 따라 그 병이 다시 심장으로 들어가며, 근비가 낫지 않으면 근은 간肝이 주관하니, 그 병은 다시 간으로 들어간다. 그리고 골비가 낫지 않으면 뼈는 신장腎臟이 주관하니 그 병은 다시 신장으로 들어가고, 기비가 낫지 않으면 기육은 비장脾臟이 주관하니 병이 다시금 비장으로 들어가 오장五臟의 비증이 되는 것이다. 『황제내경』은 이에 대해 더욱 상세히 설명하고 있다.

凡痺之客五脏者, 肺痺者, 烦满喘而呕. 心痺者, 脉不通,

烦则心下鼓, 暴上气而喘, 嗌干善噫, 厥气上则恐. 肝痺者,

夜卧则惊, 多饮数小便, 上为引如怀. 肾痺者, 善胀,

尻以代踵, 脊以代头. 脾痺者, 四肢解惰, 发咳呕汁,

上为大塞. 肠痺者, 数饮而出不得, 中气喘争, 时发飧泄.

비증은 기혈이 모자라 순환이 잘 안 되어서 생기는 병으로,

겉피부가 마르며 차가워지는 증상이 나타나고, 증상이 나아지지 않으면 그 병인이 폐로 들어가 가슴이 부푼 듯이 답답하고 숨이 차면서 구토감이 생긴다. 또한 외부의 혈관이 막혀 순환이 안 되면, 병인이 심장으로 전해져 가슴이 답답하고 심장 아래가 고동치며, 갑자기 기가 역류하여 숨이 차고 목이 마르게 된다. 트림을 자주 함과 동시에 찬 기운이 다리에서 역류하여 상부로 올라오게 되며, 두려움을 느끼는 증상도 나타난다. 덧붙여 외부의 근육이 말라서 관절을 구부리고 피기가 자유롭지 않으면, 병은 간으로 침투해 잠자리에 누웠을 때에 깜짝 놀라게 된다. 물을 많이 마시게 되어 소변을 자주 보며, 임산부처럼 복부가 불룩해진다.

뼈의 골수가 마르게 되면 몸이 무거워지는 증상이 더 심해지고, 이 병은 신장으로 침투하여 복부를 더욱 부풀어 오르게 하여, 꼬리뼈가 다리를 대신하는 지경에 이르게 된다. 즉 척추가 구부러져 머리 역할을 대신하게 하는 병으로서, 앉은뱅이가 되는 것은 바로 이 병 때문이다. 또한 외부의 기육, 즉 살갗의 감각이 사라지면 그 증상은 곧 비장으로 전이되면서 팔다리가 가늘어지고, 기침을 하면 담즙이 나오며, 상부가 막혀 소화가 잘 안 된다. 장비腸痺는 음식을 무절제하게 먹어 장의 기능이 막혀 나타나는 증상으로, 자주 물을 마셔도 소변으로 잘 배출되지 않고, 위장관 내에서 소리가 나며 때로는 소화되지 않은 변을 설사로 보게 된다.

다시 말해 모든 병이 발생하는 처음의 원인은 사계절의 추위와 더위, 그리고 장마철의 한습寒濕으로 인하여 인체의 외부가 손상되게 되며, 슬픔과 성냄을 자제하지 못하거나 지나친 근심으로 인해 오장이 내부에서 먼저 손상되어 병이 시작되는 것이다. 예를 들어 여름철 더위로 인해 인체의 상부가 손상되면 땀이 많이 나게 되고, 더위를 식히려 차가운 음식을 많이 먹으면 차고 습한 수분이 장으로 흘러들어 하부를 손상한다. 여기서 눈여겨보아야 할 점은, 다리의 하부에서 냉기가 위로 타고 올라와 허벅지나 무릎에 영향을 주면 그 압력으로 인해 복부에 수많은 종양 덩어리가 형성된다는 점이다.

우리 몸에
종양 덩어리가 생기는 이유

『황제내경』, 「영추」, 백병시생론百病始生論은 적취, 즉 사람의 신체 내에 종양 덩어리가 어떻게 생기는지에 대해 밝힌다.

황제 왈: 적 지 시 생. 지 기 이 성 내 하?
黃帝曰: 積之始生, 至其已成奈何?

기 백 왈: 적 지 시 생. 득 한 내 생. 궐 상 내 성 적 야.
歧伯曰: 積之始生, 得寒乃生, 厥上乃成積也.

황 제 왈: 기 성 적 내 하?
黃帝曰: 其成積奈何?

기 백 왈: 궐 기 생 족 만, 족 만 생 경 한, 경 한 즉 혈 맥 응 삽,
歧伯曰: 厥氣生足悗, 足悗生脛寒, 脛寒則血脈凝澁,

혈 맥 응 삽 즉 한 기 상 입 우 장 위, 입 우 장 위 즉 진 창,
血脈凝澁則寒氣上入于腸胃, 入于腸胃則䐜脹,

진 창 즉 장 위 지 외 즙 말 박 취 부 득 산, 일 이 성 적 …
䐜脹則腸胃之外汁沫迫聚不得散, 日以成積 …

졸 연 외 중 우 한, 약 내 상 우 우 노, 즉 기 상 역,
卒然外中於寒, 若內傷于憂怒, 則氣上逆,

기 상 역 즉 육 수 불 통, 온 기 불 행, 응 혈 온 리 이 불 산,
氣上逆則六輸不通, 溫氣不行, 凝血蘊裏而不散,

진 액 삽 삼, 저 이 불 거, 이 적 개 성 의.
津液濇滲, 著而不去, 而積皆成矣.

　위를 해석하면 다음과 같다. 황제가 묻기를, "몸에 덩어리가 발생하기 시작하여 완전히 형성될 때까지의 정황은 어떻습니까?"

　기백이 답하기를, "덩어리의 발생은 찬기를 받으면 발생하는데, 그 찬 기운이 다리에서부터 위로 올라오면 덩어리가 형성됩니다."

　황제가 다시 묻기를, "그 덩어리의 형성 과정은 어떠합니까?"

　기백이 답하기를, "한기, 즉 차가운 기운이 인체의 하부에 침입한 후 상부인 정강이나 무릎 쪽으로 올라가면, 다리가 무지근해지면서 정강이가 차가워지고, 그로 인해 혈액 순환이 잘 안 되며, 또한 그 한기가 상부로 올라 장위腸胃로 들어가면 장위에

영향을 끼치게 됩니다. 이처럼 찬 기운이 발가락에서 정강이까지 확산된 후 무릎과 허벅지에 이르고, 장위까지 침입하면 복부가 창만해집니다. 복부가 창만해지면 그 압력이 장위 밖에 있는 미세한 혈관과 수분을 핍박하고 모이게 하며, 이들이 찬기와 합쳐져 적취, 즉 종양 덩어리가 생기게 됩니다. … 또한 바깥 날씨가 추운 와중에 찬 음식을 먹게 되면, 신체의 내외부가 모두 차가워져 한기寒氣가 몸의 하부에서부터 역류하여 올라오거나, 혹은 근심과 분노로 인해 기가 상부로 역류하면 다리로 가는 혈관이 막혀 혈액이 잘 순환되지 않습니다. 진액 또한 몸의 하부로 흘러 들어가 모든 관절에 영양을 공급해야 하는데, 그 흐름이 막히면 혈액이 응체되어 흐르지 못하게 되니 혈관 내외부의 진액이 한데 엉켜 제거되지 못하고 상부로 확산됩니다. 이 모든 것이 적취(몸 안의 덩어리)를 키우는 원인이 됩니다.”

이처럼 우리의 몸 안에 불필요하게 엉켜 있는 모든 적취는 찬 음식과 근심 걱정, 분노로 인해 기혈이 정상적으로 흐르지 못하고 거꾸로 역류하기 때문에 생겨난다.

외부의 기온 변화와 근심 걱정 빛 슬픔과 성냄, 음식의 무절제라는 이 세 가지 원인을 한의학에서는 '삼부지기三部之氣'라 일컫는다. 여기서 말하는 삼부란 인체의 상부(허리 위)와 하부(허리 아래), 그리고 오장을 말한다. 이 삼부에 사기(邪氣, 나쁜 기운), 즉 위의 세 가지 요인이 더해지면 다양한 병의 증상이 나타난다. 이 삼부지기에 따라 인체의 손상 부위는 각각 달라진다. 『황제내경』에서는 자신의 슬픔과 노여움을 절제하지 않으면 오장(심장, 폐장, 비장, 간장, 신장)에서 발병하며, 인체가 허한 틈을 타 냉습한 기운이 몸에 침입하면 다리 쪽에서, 더운 기운이 침입하면 인체의 상부 즉 가슴 위에서 발생한다고 일러주고 있다.

황제문우기백왈: 부백병지시생야. 개생우풍우한서.
黃帝問于岐白曰: 夫百病之始生也, 皆生于風雨寒暑,

청습희로, 희로부절즉상장, 풍우즉상상, 청습즉상하.
清濕喜怒, 喜怒不節則傷臟, 風雨則傷上, 清濕則傷下,

삼부지기. 소상이류. 원문기회.
三部之氣, 所傷異類, 願聞其會.

기백왈: 삼부지기각부동. 혹기우음. 청언기방. 희로부절.
岐白曰: 三部之氣各不同, 或起于陰, 請言其方, 喜怒不節,

즉백병기우음야. 청습습허. 즉병기우상. 시위삼부.
則百病起于陰也; 清濕襲虛, 則病起于上, 是謂三部,

지우기음일. 불가승수.
至于其淫泆, 不可勝數.

여기에 설명된 것처럼, 모든 병이 발병하는 원인은 여름철에는 더위가 인체에 침입해 땀을 많이 흘리게 하기 때문이며, 겨울철에는 추위가 피부층과 골수까지 파급되어 몸을 시리고 저리게 함으로써 통증을 일으키기 때문이다. 기온의 변화는 인체가 허약해짐에 따라 사기邪氣가 몸에 머물며 고통을 주는 것이다. 비가 오거나 날씨가 습하면 모든 관절이 아프고 몸이 무거워지는 것도 바로 인체가 허약해져 생기는 병이다. 인체가 건강하면 사기邪氣는 절대 독단적으로 인체를 손상하지 못한다.

모든 병은 원인과 증상만 정확히 알면 고칠 수 있다

앞서 만병이 발생되는 인과관계에 대하여 살펴보았다.

생체 각 기관 사이에는 뗄 수 없는 연쇄 관계가 있으니, 한 기관의 기능 장애는 곧 다른 기관의 기능에 이상을 일으킨다.

예를 들어 심장의 판막이 손상되면 간이 부어오르게 되며, 오줌의 양이 줄고, 부종이 생기거나 혈액에 이상을 일으키고, 호흡 중추가 흥분된다. 심장의 판막이 왜 손상되었는지를 따지면, 심장 판막의 손상이 간이 부어오르는 원인도 되겠지만 간장 종창이 심장 판막 손상의 원인이 되었다고도 할 수 있다. 혈액의 이상이 호흡 중추의 흥분을 초래하기도 하지만 호흡의 이상이 혈액의 이상을 불러일으키기도 하는 것이다.[7]

그렇다면 병의 근본적인 발병 지점과 그 증상이 나타나는 기관에 대해 상세히 알아보고, 궁극적으로 치료해야 할 부분이 어딘지에 대해서 살펴보자.

『황제내경』에 의하면, 심장에 병이 걸리면 모든 증상은 폐에 나타난다. 어깨와 등이 아프고 열이 오르며, 기침 및 코막힘, 재채기, 피부병, 심하면 코피까지 나면서 눈이 침침해진다.

신장에 병이 걸리면 모든 증상은 심장에 나타난다. 열이 올랐다 내렸다 하는 것이 반복되며, 가슴이 답답해지면서 아프고, 정수리에서 열이 나는 한편, 겨드랑이와 손바닥에서 땀이 난다. 귀에서 이명이 들리기도 하며, 때때로 입 안이 바짝 마르기도 한다.

간장에 병이 걸리면 모든 증상은 비장에 나타난다. 복부가 더부룩하게 부풀어 오르며 숨이 차고 붓는다. 소화가 잘 안 되며 상체는 살이 찌고, 하체는 마른다. 때때로 설사를 하며, 눕기를 좋아한다.

비장에 병이 들면 모든 증상은 신장에 나타난다. 온몸의 관절이 아프고, 허리와 척추에 통증이 오고, 몸이 무거워진다. 배가 점차 나오게 되고, 대소변을 보는 것이 어려워진다.

폐에 병이 걸리면 모든 증상은 간에 나타난다. 전신의 근육이 땅기고 경련이 일며, 수시로 한기가 들고 피부가 건조해진다. 엉치와 허벅지에 통증이 온다.

심장에 병이 들면 모든 증상은 폐에 나타난다. 병의 치료는 심장이지, 절대로 폐가 아니다. 나머지 장기 또한 마찬가지다.

이처럼 『황제내경』은 병의 근본적 원인과 증상에 대해 소상히 알리고 있다. 또한 심장의 병이 폐로, 폐의 병이 간으로, 간의 병이 비장으로, 비장의 병이 신장으로, 신장의 병이 심장으로 전해지며, 장기 스스로 병이 된 것도 있다.

심장이 스스로 병에 걸리면 가슴이 답답하면서 통증이 온다. 폐가 스스로 병에 걸리면 기침이 나오면서 숨이 차게 된다. 간이 스스로 병에 걸리면 양쪽 다리와 옆구리에 통증이 오면서 입이 쓰게 된다. 비장이 스스로 병에 걸리면 살이 찌면서 복부가 더부룩하게 부풀고 소화가 잘 안 되면서 자꾸 누우려 한다. 신장이 스스로 병에 걸리면 모든 관절과 허리가 아프면서 몸이 무거워진다. 이상이 바로 오장 스스로에서 발병한 것이다. 이와 같은 병의 변화를 요약해 보면 다음과 같다.

심장이 스스로 병들어 폐장, 비장, 간장, 신장 등 나머지 네 가지 장에 전해지고, 간이 스스로 병들어서 폐장, 비장, 신장, 심장 등 다른 네 가지 장에 전해지고, 비장이 스스로 병들어서 심장, 간장, 폐장, 신장 등 다른 네 가지 장에 전해지고, 폐가 스스로 병들어서 심장, 간장, 폐장, 신장 등 네 가지 장에 전해지고, 신장이 스스로 병들어서 심장, 비장, 폐장, 간장 등 네 가지 장에 전해진다. 이 때문에 모든 장기가 스스로 병들면 나머지 네 가지 장기로 전해짐에 따라 자신을 포함하여 다섯 가지의 병이 되며, 그것이 다시 오장에 영향을 미쳐 오장의 제곱수인 스물다섯 가지 병이 형성되는 만큼, 그 증상은 이루 헤아릴 수 없이 많아시게 된다.

이를 도표로 그려보면 다음과 같다.

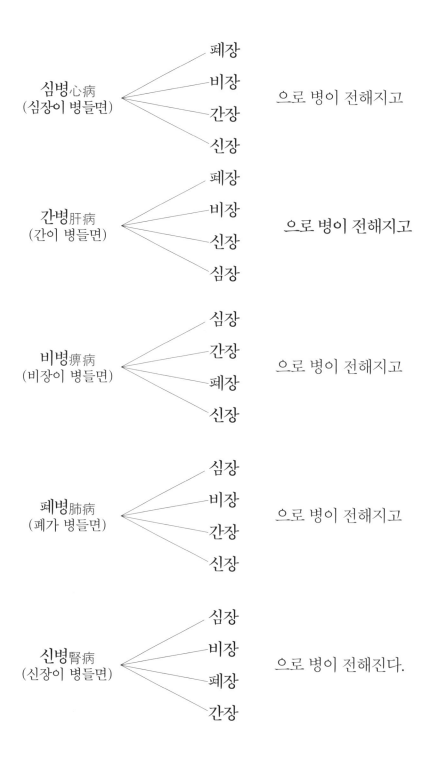

심병心病
(심장이 병들면)

폐장
비장
간장
신장

으로 병이 전해지고

간병肝病
(간이 병들면)

폐장
비장
신장
심장

으로 병이 전해지고

비병痺病
(비장이 병들면)

심장
간장
폐장
신장

으로 병이 전해지고

폐병肺病
(폐가 병들면)

심장
비장
간장
신장

으로 병이 전해지고

신병腎病
(신장이 병들면)

심장
비장
폐장
간장

으로 병이 전해진다.

이처럼 각 방면으로 질병 증세를 관찰해서 종합적으로 진단한 뒤에는 치료 역시 종합적으로 해야 한다.

이를테면 불면증을 치유할 때 마취제나 최면제를 쓰는 것은 종합 치료가 아니고 증세에 응한 처치에 불과하므로 불면의 고통에서 일시적으로는 벗어날지 모르지만 불면증 그 자체를 제거할 수는 없다. 그러므로 불면증을 치료하자면 그와 같은 병을 생기게 한 병든 몸의 혼란된 생리 상태를 바로잡아 주어야 한다.[8]

내 몸의 변화는
우주의 변화와 같다

앞에서처럼 『황제내경』은 사람의 몸에 대표적으로 나타나는 스물다섯(5×5) 가지 병 중 한 장기의 병이 다른 장기로 이전하는 증상을 우주에서 일어나는 기후 변화와 인체에서 일어나는 변화로 보고 있다. 즉 외부의 기온 변화와 이에 응하는 인체의 기능저하에 따라 나타나는 병의 증상과 변화가 사계절에 따라 다르게 나타남을 암시하고 있는 것이다.

『황제내경』, 「소문」, 본병론本病論에 그 내용이 다음과 같이 자세히 설명되어 있다.

태양불퇴위, 즉춘한복작, 빙박내강, 침음혼예,
太陽不退位, 卽春寒復作, 冰雹乃降, 沈陰昏翳,

이지기한추불거, 민병비궐, 음위실익, 요슬개통, 온여만발.
二之氣寒擂不去. 民病痺厥, 陰痿失溺, 腰膝皆痛, 溫厲晚發.

봄이 왔는데도 겨울이 물러가지 않으면 한랭한 기후가 우박을 내리고, 한기가 하늘을 뒤덮으면 사람들은 기가 통하지 않게 되어 인체의 상부로 열이 치솟게 된다. 또한 음경이 발기되지 않으며 소변을 참지 못하고, 허리와 무릎이 아프고 온역(전염병)이 뒤늦게야 발생한다.

궐음불천정, 즉풍훤불시, 화훼위췌, 민병임수, 목계전,
厥陰不遷正, 卽風暄不時, 花卉萎瘁, 民病淋溲, 目系轉,

희로, 소변적. 풍욕영이한유불거, 온훤부정, 춘정실시.
喜怒, 小便赤. 風欲令而寒由不去, 溫暄不正, 春正失時.

봄이 왔는데도 겨울의 찬 기운이 물러가지 않으면 봄의 온난한 기후가 제때에 퍼지지 못하므로 꽃과 초목이 시든다. 허약한 사람들은 간 기능이 원활하지 못하여 소변이 방울져 떨어지며 잘 나오지 않고, 눈동자를 움직이지 못하며 근육에 경련이 오고, 화를 잘 내며 소변이 붉어지는 병을 앓게 된다. 봄이 따뜻한 기운을 내뿜고자 해도 한기가 물러가지 않으니 봄 기후가 제

때에 퍼지지 않는 것이다. 신장이 간에 병을 전한 것으로, 신장은 겨울로, 간은 봄으로 비유하여 설명한 것이다.

厥陰不退位, 即大風早擧, 時雨不降, 淫令不化, 民病溫疫,

疵廢風生, 皆肢節痛, 頭目痛, 伏熱內煩, 咽喉乾引飮.

여름이 왔는데도 봄기운이 물러나지 않으면, 큰바람이 불고 때가 되어도 비가 내리지 않아 습기가 퍼지지 못하게 된다. 사람들에게는 열병이 발병하거나 피부에 검은 반점이 생기거나 반신불수가 되기도 하는데, 외풍과 내풍에 의한 풍병이 발생하면 사지 관절에 통증이 오고 머리와 눈이 아프게 된다. 열이 내부에 잠복하게 되어 가슴이 답답하고 갈증을 자주 느끼게 된다.

少陰不遷正, 即冷氣不退, 春冷後寒, 暄暖不時. 民病寒熱,

四肢煩痛, 腰脊强直. 木氣雖有餘, 位不過於君火也.

봄기운이 물러가지 않아 여름이 되어도 날씨가 더운 기운을 뻗치지 못하면 한랭한 기후가 물러가지 않으므로, 여름이 되어도 서늘해진 뒤에 추워지는 등 따뜻한 기후가 제때에 이르지 못하게 된다. 사람들에게는 추위와 더위가 번갈아 몸을 침입하여 팔다리가 무지근하면서 통증이 오고, 허리와 척추가 뻣뻣해지는 병을 앓게 된다. 또한 봄기운이 남아 여름을 침범하면 여름은 제 기운을 발휘하지 못하게 된다. 간이 심장에 병을 전한 것으로 간은 봄, 심장은 여름에 비유하여 설명한 것이다.

소 음 불 퇴 위. 즉 온 생 춘 동. 칩 충 한 지. 초 목 발 생.
少陰不退位, 即溫生春冬, 蟄蟲早至, 草木發生,

민 병 격 열 인 건. 혈 일. 경 해. 소 변 역 삽. 단 류 진 창 역 류 독.
民病膈熱咽乾, 血溢, 驚駭, 小便赤澀, 丹瘤疹瘡瘍留毒.

여름이 제때 물러가지 않으면, 장마철의 습기와 같은 여름철 특유의 기온이 발생하지 않아 그 따뜻한 기후가 봄과 겨울에 나타나며, 겨울잠을 자는 벌레들이 때가 아닌 때에 나오고 초목이 앞당겨 싹트게 된다. 이는 사람들에게 가슴에서 열이 나며 목구멍이 건조하고, 열기가 넘치며 잘 놀라고, 소변은 붉으면서 잘 나오지 않고, 피부층에 각종 피부염을 발생시키는 영향을 끼친다.

태 음 불 천 정. 즉 운 우 실 령. 만 물 고 초. 당 생 불 가.
太陰不遷正, 即雲雨失令, 萬物枯焦, 當生不發.

민 병 수 족 지 절 종 만. 대 복 수 종. 진 억 불 식. 손 설 협 만.
民病手足肢節腫滿, 大腹水腫, 塡臆不食, 飱泄脅滿,

사 지 불 거. 우 화 욕 령. 열 유 치 지.
四肢不舉. 雨化欲令, 熱猶治之.

장마철의 습기가 여름철의 무더위로 인해 발생하지 않으면 비가 내리지 않고, 만물이 메마르고 마땅히 자라야 할 것들이 자라지 못하게 된다. 이때 사람들은 손발과 관절이 붓고 복부에 수종이 생기며, 위장이 팽배하여 음식을 먹으려 들지 않고, 소화되지 못한 음식물들이 설사로 배출되며, 옆구리가 부풀고 팔다리가 늘어져 추스르지 못하게 된다. 습기가 퍼지려고 하지만, 열기가 여전히 물러가지 않고 대기를 다스림으로써 기후가 무덥고 가뭄이 들어 비가 내리지 않게 된다. 이것은 심장이 비장에게 병을 전한 것으로 심장은 여름철, 비장은 장마철에 비유하여 설명한 것이다.

태 음 불 퇴 위, 이 취 한 서 불 시, 애 혼 포 작, 습 령 불 거,
太陰不退位, 而取寒暑不時, 埃昏布作, 濕令不擧,

민 병 사 지 소 력, 음 식 불 하, 설 주, 임 만, 족 경 한,
民病四支少力, 食飮不下, 泄注, 淋滿, 足脛寒,

음 위 폐 색, 실 약 변 수.
陰痿閉塞, 失溺便數.

장마철의 습기가 물러가지 않으면 추위와 더위가 불시에 이르고, 흙먼지가 하늘을 뒤덮으며 대기가 습하다. 이때 사람들은 팔다리에 힘이 없고, 음식이 소화되지 않아 체하며, 물을 쏟는 듯한 설사를 하게 되고, 소변이 방울져 떨어지며, 복부가 더부룩하게 부풀어 오르고, 정강이가 차가워지며 음경이 발기하지 못한다. 또한 대변이 막히며 소변을 참지 못하거나, 소변을 잦

게 보는 등의 병을 앓게 된다.

소양불천정. 즉렴작불령. 묘유불영. 혹서어추. 숙살만지.
少陽不遷正, 即炎灼弗令, 苗莠不榮, 酷暑於秋, 肅殺晚至,

상로불시. 민병해학골열. 심계경해. 심시혈일.
霜露不時. 民病痎瘧骨熱, 心悸驚駭, 甚時血溢.

장마철의 습기가 물러나지 않아 무더위가 힘을 발휘하지 못
하면 식물의 이삭이 무성해지지 않고 매서운 더위가 가을에 나
타나며, 가을의 기운이 늦게 이르러 서리가 제때에 내리지 못한
다. 이때 사람들은 학질로 뼈가 푹푹 찌면서 열이 오르고 가슴
이 두근거리며 잘 놀라게 되고, 혈액이 외부로 유출되는 병을
앓게 된다. 코피 및 안구·대장·구강 출혈 등이 그와 같다. 이는
비장이 심장에게 병을 전한 것으로 비장은 장마철, 심장은 여름
의 무더위에 비유하여 병을 설명한 것이다.

소양불퇴위. 즉열생어춘. 서내후화. 동은부동. 유수불빙.
少陽不退位, 即熱生於春, 暑迺後化, 冬溫不凍, 流水不冰,

칩충출견. 민병소기. 한열갱작. 변혈상열. 소복견만.
蟄蟲出見, 民病少氣, 寒熱更作, 便血上熱, 小腹堅滿,

소변적옥. 심즉혈일.
小便赤沃, 甚則血溢.

여름철 더위가 뒤늦게 물러가면, 열이 봄에 발생하여 더위
의 열기가 뒤늦게까지 퍼짐으로써 겨울에도 따뜻하여 춥지 않

고, 물도 얼지 않으며, 겨울잠을 자야 할 벌레들이 겨울잠에 들지 않는다. 이때 사람들은 기력이 부족하고 한기와 열기가 번갈아서 몸을 엄습하여 변에서 피가 보이며, 상체에서 열이 나고 아랫배가 단단해지면서 그득한 느낌과 함께 소변이 붉으며, 혈액이 외부로 넘치는 병을 앓게 된다. 이는 구강·안구·코·대소변 출혈 등으로 나타난다.

양명불천정. 즉서화어전. 숙살어후. 초목반영.
陽明不遷正, 則暑化於前, 肅殺於後, 草木反榮.

민병한열구체. 피모절. 조갑고초. 심즉천수식고. 비상불락.
民病寒熱鼽嚏, 皮毛折, 爪甲枯燋, 甚則喘嗽息高, 悲傷不樂.

열화내포. 즉청경미행. 폐금복병.
熱化乃布, 即清勁未行, 肺金復病.

여름철 더위가 물러가지 않아 가을 기운이 뒤늦게까지 머물면 초목이 오히려 무성해진다. 이때 사람들은 추위와 더위가 왕래함에 따라 콧물과 재채기가 나고 피부와 모발이 거칠어지며, 손톱 발톱에 윤기가 없고 심하면 기침과 천식으로 숨소리가 거칠어지며, 상심하여 즐거워하지 않는 등의 병을 앓게 된다. 뜨거운 열기가 퍼져 차고 서늘한 가을철 기운이 제때에 퍼지지 않음으로 인해 폐에 또한 병이 든다. 이것은 심장의 열이 폐에 전해져 생기는 병으로 심장은 여름, 폐는 가을에 비유하여 설명한 것이다.

양명불퇴위, 즉춘생청냉, 초목만영, 한열간작,
陽明不退位, 即春生清冷, 草木晚榮, 寒熱間作,

민병구토폭주, 음식불하, 대변건조, 사지불거, 목명도현.
民病嘔吐暴注, 食飮不下, 大便乾燥, 四肢不擧, 目瞑掉眩.

겨울이 되었는데도 가을의 서늘한 기운이 물러나지 않으면, 봄에 서늘하고 찬 기후가 발생하여 초목이 뒤늦게 무성해지고 추위와 더위가 번갈아 오간다. 이때 허약한 사람들은 구토를 하고 물을 쏟는 듯이 설사를 하며, 음식물이 잘 소화되지 않으며, 변비가 생기고 팔다리를 움직이지 못하게 되며, 눈이 캄캄하고 어질어질한 현기증이 발생하게 된다.

태양불천정, 즉동청반한, 역냉어춘, 살상재전, 한빙어후,
太陽不遷正, 即冬淸反寒, 易令於春, 殺霜在前, 寒冰於後,

양광복치. 능렬부작. 분운대시, 민병온여지, 후폐일건,
陽光復治. 凜冽不作, 雰雲待時, 民病溫癘至, 喉閉溢乾,

번조이갈, 천식이유음야, 한화대조, 유치천기.
煩燥而渴, 喘息而有音也, 寒化待燥, 猶治天氣.

과실서, 여민작재.
過失序, 與民作災.

겨울철에 냉습한 기후가 제때에 발생하지 않으면, 찬기가 봄에 이르게 되고 서리가 앞당겨 내리며, 얼음이 뒤늦게 얼고 햇빛이 다시 비치며 추위가 오지 않는다. 또한 안개와 같은 구름이 때를 기다렸다가 나타나게 된다. 이 시기에 사람들은 목구

멍이 건조하고 막히게 되며, 가슴이 답답하고 조급해지며 갈증이 나고, 천식이 발병하고 목소리가 울리는 등의 병을 앓는다. 겨울철의 냉습한 기운이 퍼지려면 가을철의 서늘한 기운이 물러나야 하는데, 이와 같은 사계절의 기운이 제때에 이르지 못하게 됨에 따라 정상적인 계절감을 잃은 사람들에게 재해를 안겨주게 된다. 이것은 신장에 병을 전하는 것으로 폐는 가을에, 신장은 겨울에 비유하여 병의 발생 과정을 설명한 것이다.

이처럼 오장의 스물다섯 가지 병 중 한 가지만 예로 들어도 그 병의 변화는 이루 말로 다 할 수가 없다. 또한 육부에 병이 드는 것과 관련하여 『황제내경』의 「소문」과 「영추」는 오장이 병에 걸렸다고 생각해서 반드시 오장이 손상되는 것은 아니며, 오장에 조금이라도 면역력이 있으면 그 병은 육부로 보내진다고 설명하고 있다. 다음의 내용이 그것이다.

폐 합 대 장. 대 장 자. 피 기 응; 심 합 소 장. 소 장 자.
肺合大腸, 大腸者, 皮其應; 心合小腸, 小腸者,

맥 기 응; 간 합 담. 담 자. 근 기 응; 비 합 위. 위 자. 육 기 응.
脈其應; 肝合膽, 膽者, 筋其應; 脾合胃, 胃者, 肉其應,

신 합 삼 초 방 광. 삼 초 방 광 자. 주 리 호 모 기 응.
腎合三焦膀胱, 三焦膀胱者, 腠理毫毛其應.

폐에 병이 걸리면, 그 병은 대장으로 보내지는데 피부는 대장이 주관한다. 심장의 병은 소장으로 보내지며 소장은 혈관을 주관한다. 간의 병은 쓸개로 보내지는데, 쓸개는 근육을 주관한다. 비장에 병이 생기면, 그 병은 위장으로 보내지며 위장은 기육(살)을 주관한다. 또한 신장에 병이 생기면, 그 병은 방광과 삼초(부신)로 보내지는데, 이는 피부층의 땀구멍과 터럭을 주관한다. 터럭이란 머리카락 및 인체의 솜털 전부를 말한다.

그러므로 육부에 병이 발생하면 서로 병을 전이하여 총 서른여섯(6×6=36) 가지 병이 되는데, 위장을 예로 들면 다음과 같다.

위장에 병이 들어 소장, 대장, 방광, 삼초(부신) 그리고 담에 전해지므로 육부가 여섯이니 서른여섯 가지 병이 발병함에 따라, 오장이 일으키는 스물다섯 가지 병과 합쳐져 헤아릴 수 없이 많은 증상을 일으키게 된다. 이처럼 변화가 일어나면 밖으로는 사계절의 서로 다른 기운들이 인체에 영향을 주게 되고, 안으로는 스스로의 근심 걱정과 슬픔, 두려움, 욕심, 성냄, 조급함 등의 감정들이 시시때때로 치솟으며, 음식과 술을 절제하지 않으면 육부와 삼초가 손상된다.

또한 사계절의 서로 다른 기운, 즉 기온과 음식과 술의 무절제, 그리고 근심 걱정 등의 좋지 않은 감정들의 이 세 가지 원인이 맞물려 인체를 침범하게 되어 그 증상의 변화가 이루 헤아릴 수가 없을 만큼 수천 가지 증세로 나타난다. 이로 인해 양의사들이 자랑하는 그 어떤 최첨단 의료기기도 찾아낼 수 없는 병을 한의학에서는 찾아내는 것이다. 다음으로는 근심 걱정과 스트레스가 인체에 미치는 영향에 대해 알아볼 것이다.

제5장
정신과 육체, 육체와 정신

정신과 육체, 육체와 정신

그렇다면 정신적인 자극은 인체에 어떠한 영향을 미칠까? 『황제내경』에 또한 이에 대한 설명이 실려 있다. 『황제내경』, 「영추」, 본신本神 편에 그 내용이 소상히 설명되어 있다.

심 출 척 사 려 즉 상 신. 신 상 즉 공 구 자 실. 파 균 탈 육,
心怵惕思慮則傷神, 神傷則恐懼自失, 破䐃脫肉,

모 췌 색 요. 사 우 동.
毛悴色夭, 死于冬.

심장은 지나치게 두렵거나 생각이 깊을 때조차도 육체적으로 혈액을 순환시키는 기관이지만, 그 혈액과 혈관의 토대 위에는 마음이라는 신이 거주한다. 그러므로 두려움이나 생각이 많으면 혈관의 혈액이 손상되어 마음이라는 정신적인 측면이 약

해져, 스스로의 의지가 상실되며, 기육이 많은 부위인 허벅지와 등, 어깨, 엉덩이의 살이 다 빠져나가고, 모발에 윤기가 없어지며, 안색이 초췌해져 겨울에 죽는다. 다시 말해 심장에 병이 걸려 겨울에 죽게 되는 이유는 근심 걱정, 그리고 많은 생각으로 인해 혈관과 혈액이 손상 및 축소되어 팔다리로 영양이 충분히 공급되지 못한 상태가 된 채 추운 겨울이 오면 혈관이 더욱 수축됨에 따라 심장에 더욱 큰 무리를 주어 사망에 이르게 하는 것이다.

또한 하루의 시간을 사계절로 나누면 봄은 아침, 여름은 한낮, 가을은 저녁, 겨울은 한밤중이라 할 수 있다. 따라서 심장이 병에 걸리면 심장이 가장 약해지는 겨울에만 죽는 것이 아니라 하루 중 겨울의 시간에 해당하는 한밤중에도 죽게 되는 것이다.

근심 걱정이 많으면 비장에도 병이 발생하여 죽는다. 본신편은 이에 대해서도 상세히 설명하고 있다.

비 수 우 이 불 해 즉 상 의, 의 상 즉 만 란, 사 지 불 거,
脾愁憂而不解則傷意, 意傷則悗亂, 四肢不擧,

모 췌 색 요, 사 우 춘.
毛悴色夭, 死於春.

근심 걱정이 생겨 이를 해결하려고 노력해도 그 걱정거리가 풀리지 않음에 따라, 사람은 마음에 가지고 있던 뜻이 손상된다. 그 뜻이 손상되면 가슴이 답답해지면서 마음이 혼란스러워

지고 팔다리를 쓰지 못하게 되며, 모발에 윤기가 없어지고 안색이 초췌해지면서 봄에 죽는다.

　비장은 팔다리로 영양분을 공급하는데, 이 영양분이라는 물질 위에는 뜻이라는 정신이 항상 거주하고 있다. 그러므로 일이 자기 뜻대로 풀리지 않으면 비장에 열이 발생하여 영양 물질을 소모시킴에 따라 팔다리를 쓰지 못하고 몸으로 공급되는 영양분이 점차 감소하게 되어 죽어가는 것이다.

　인간의 육체와 정신은 이처럼 떼려야 뗄 수 없는 불가분의 관계를 맺고 있다. 육체는 정신이 지배하고, 정신은 육체가 건강할 때 활력을 얻는다. 평소 우리가 정신과 육체의 조화를 잘 이루고 살아야 하는 이유이다. 정신과 육체 모두 기와 혈, 진액과 골수, 기육과 뼈가 바탕이 되어 인체를 구성하고 있기 때문이다. 그러므로 이유를 불문하고 우리의 정신은 항상 고요하고 편안해야 한다. 정신이 혼란하고 괴로우면 앞서 말한 인체의 바탕이 전부 빠져나가며 점차 살이 빠지고 피부가 마르게 되며, 동작이 쇠해져 크나큰 고통 속에서 죽게 된다. 따라서 한의학은 병을 고치기 이전에 사람의 마음을 먼저 다스린다고 할 수 있다.

근심 걱정, 스트레스와 욕심이 병을 깊게 한다

사실 동양 의학적 관점에서 보면, 대부분의 병은 오랜 근심 걱정과 거기에 욕심까지 더해져 일어난다. 흔히 말하는 스트레스 때문이다.

우선 '스트레스'의 사전적 의미를 찾아보자. 의학적으로는 '적응하기 어려운 환경에 처할 때 느끼는 신체적·심리적 긴장 상태'라고 하고, 물리학에서는 '변형력에 대해서 물체가 외부 힘의 작용에 저항하여 원형을 지키려는 힘'이라고 정의한다. 본래 스트레스라는 단어는 이 물리적인 현상에서 온 공학적인 말이다.

그렇다면 한의학에서는 스트레스를 어떻게 볼까? 한의학에서는 모든 병의 근본에 감정(기쁨·성냄·걱정·고민·슬픔·놀람·두려움)의 불균형이 있다고 본다. 살면서 겪게 되는 다양한 사건들(외부에서 가해지는 힘)이 감정의 균형을 깨면 한 가지 감정이 과해진다. 그렇게 되면 이와 관련된 '기'의 흐름에 변화가 생긴다. 화가 나면 기가 인체의 상부로 치밀어 오르고, 기쁘면 흐름이 부드러워지고, 생각이 많으면 뭉치고, 놀라면 흐름이 어지러워지며 두려우면 기가 아래로 내려간다. 이러한 흐름의 변화는 결국 신체적인 불편함을 가져온다. 이것을 '병'이라 하는 것이다.[1]

피로의 회복은 내부에서 장기 상호간에 보충을 하는 동시에 밖을 향하여 치유를 거들어 달라고 끊임없이 요구한다. 그런데 일단 병적 상태에 이르면 체내에서는 그 피로와 장애를 극복할 가능성이 적어서 필연적으로 외부에 대하여 치유의 조력을 요구하는 정도가 두드러지게 강해진다. 이 강화된 치유의 조력에 대한 요망과 구원을 받아들이려는 태세를 가리켜 또한 우리는 질병 상태라고 부르는 것이다.[2]

다시 말해 대부분의 병은 과로로 인한 피로, 오랜 근심과 걱정이 혈관에 열을 불러일으키고, 그 결과 혈액에 혈전이 생겨 발병하는 것이다. 그렇게 생긴 혈전이 독으로 변하여 바깥으로 나오면 피부병이 되고, 대상포진이 되는 것이다. 기름진 음식을 많이 섭취하면 혈관이 막히며, 그것이 체외로 드러나면 그 역시 피부병이 된다.

외상으로 생긴 것이 아닌 일체의 피부 변화는 내부에 관련된 치유 현상으로 보아도 무방하다. 여드름 하나라도 무의미한 것은 없다.[3]

근심 걱정과 스트레스, 그리고 욕심과 욕망이 인체에 얼마나 심각한 영향을 미치는지에 대해 『황제내경』, 「소문」, 위론痿論은 다음과 같이 상세히 알려주고 있다.

황 제 문 왈:　오 장 사 인 위,　하 야?
黃帝問曰: 五藏使人痿, 何也?

기 백 대 왈:　폐 주 신 지 피 모,　심 주 신 지 혈 맥,　간 주 신 지 근 막,
歧伯對曰: 肺主身之皮毛, 心主身之血脈, 肝主身之筋膜,

비 주 신 지 기 육,　신 주 신 지 골 수.　고 폐 열 엽 초,
脾主身之肌肉, 腎主身之骨髓. 故肺熱葉焦,

즉 피 모 허 약 급 박,　저 즉 생 위 벽 야,　심 기 열,　즉 하 맥 궐 이 상,
則皮毛虛弱急薄, 著則生痿躄也, 心氣熱, 則下脈厥而上,

상 즉 하 맥 허,　허 즉 생 맥 위,　추 석 설,　경 종 이 불 임 지 야,　간 기 열,
上則下脈虛, 虛則生脈痿, 樞折挈, 脛縱而不任地也, 肝氣熱,

즉 담 설 구 고,　근 막 건,　근 막 건 즉 근 급 이 련,　발 위 근 위,　비 기 열,
則膽泄口苦, 筋膜乾, 筋膜乾則筋急而攣, 發為筋痿. 脾氣熱,

즉 위 건 이 갈,　기 육 불 인,　발 위 육 위,　신 기 열,　즉 요 척 불 거,
則胃乾而渴, 肌肉不仁, 發為肉痿, 腎氣熱, 則腰脊不舉,

골 고 이 수 감,　발 위 골 위.
骨枯而髓減, 發為骨痿.

　　위의 원문 중 골자를 번역하자면, 황제가 묻기를 "오장이 사람으로 하여금 위증을 어떻게 생기게 합니까?"라 하자, 기백이 답하기를 "폐는 몸의 피부와 터럭을 주관하고, 심장은 몸의 혈액을, 간은 몸의 근육과 근막을, 비장은 몸의 기육을 주관하고 신장은 몸의 뼈와 골수를 주관하는데, 폐에 열이 있으면 폐포엽이 타들어 가고, 폐포엽이 타들어 가면 피부가 마르면서 거칠어지고 모발이 빠지며, 피부가 심하게 말라 피골이 상접하면 다리 쪽의 근육이 땅겨 절룩거리면서 잘 걷지 못하게 됩니다."라 한다.
　　그렇다면 폐에는 왜 열이 발생하는가? 이에 대해서도 『황제내경』,「소문」, 위론 편은 자세히 설명한다.

기 백 왈, 폐 자, 장 지 장 야, 위 심 지 개 야, 유 소 실 망, 소 구 부 득,
歧伯曰: 肺者, 藏之長也, 爲心之蓋也, 有所失亡, 所求不得,

즉 발 폐 명, 명 즉 폐 열 엽 초, 고 왈 오 장 인 폐 열 엽 초, 발 위 위 벽,
則發肺鳴, 鳴則肺熱葉焦, 故曰五藏因肺熱葉焦, 發爲痿躄,

차 지 위 야.
此之謂也.

기백이 답하기를 "폐는 오장의 장이요, 심장의 덮개라 합니다. 다시 말하면 오장 중에 가장 높은 곳에 위치하여 기를 주관하며, 호흡을 통해 기와 혈을 오장육부로 운행하므로 여러 장의 우두머리라는 뜻입니다. 폐는 실망한 바가 있거나, 일이 뜻대로 되지 않거나, 추구하는 것을 얻지 못하면 열이 발생하는데, 그 열로 폐포엽이 타들어 가고, 또한 그 열이 오장으로 전해져 피부 및 터럭이 마르게 되며 근육이 땅겨 절룩거리며 걷게 되는 것입니다."

심장은 혈관을 주관하는데, 근심 걱정이 해결되지 않으면 심장에서 열이 생겨나 인체의 하부 다리 쪽으로 흐르는 혈액을 역류시켜 위로 쏠리게 할 뿐만 아니라, 하부 쪽 혈관을 허하게 만들어 혈액을 받지 못하게 함으로써 다리가 마르거나 늘어져 기능하지 못하게 만든다. 아울러 근육을 마르게 하고, 작은 근육은 땅기고 큰 근육은 늘어져 이것이 관절에 영향을 미침에 따라 모든 관절이 뒤틀리거나 변형이 생겨나게 한다.

또 다른 예를 보자. '성냄과 조급함, 근심 및 걱정'은 온몸에 있는 진액을 다 없애버린다. 『황제내경』에 따르면 일이 잘 풀리

지 않아서 화를 내거나 조급함으로 속을 끓이면 심장에서 열이 발생하고, 그 열이 간에 전해지면 두 열(심장과 간의 열)이 합쳐지며 폐를 압박하게 된다. 폐는 피부를 주관하는 장기인데, 심장과 간의 열을 피부로 내보내니 피부층이 열려 대량의 땀이 빠져나온다. 이때 진액이 많이 배출되면 인체 상부에서는 눈과 귀가 어두워지고, 귀에서는 이명이 들리게 된다. 이는 스스로 심하게 속을 끓인 결과로, 그것이 신체적 고통의 형태로 발병하여 나타난 결과물이다. 이는 관절의 변형의 형태로 나타나기도 하는데, O자 다리와 Y자 다리, 발가락과 손가락 관절이 오그라들거나 정강이의 근육이 늘어져 발로 땅을 딛지 못하게 되는 경우를 말한다.

분노의 감정은 간에 속한다. 사람이 분을 내면 기운이 위쪽으로 솟구치는 느낌이 드는데 이런 감정은 누구나 한번쯤 경험해 봤을 것이다. 화가 나는 상황에서 '피가 거꾸로 치솟는' 느낌이 드는 것도 다 이런 이유에서이다. 그래서 심장 뇌혈관 방면에 질병이 있는 사람은 반드시 주의하고 절대 화를 내서는 안 된다. 『황제내경』에서는 "간은 혈血을 담고 있다."고 표현했다. 그래서 화를 내면 분노의 기가 간에 직접적인 영향을 미쳐서 간혈, 기혈이 위로 솟구쳐 뇌출혈이 일어나게 된다.[4]

사람이 몹시 화를 내면 얼굴이 청색이 되는데, 얼굴이 파래지는 것은 심장의 활동이 늦어지기 때문이고, 심장의 박동을 느리게 만드는 것은 간의 작용이다. 사람이 노하면 눈자위의 간 담 경락의 말단이 긴축된다. 그래서 우리는 화난 사람의 표정을 이야기할 때 '눈자위가 꼿꼿해진다'고 한다. 또 화를 내면 그 자리에서 옆구리가 결리는 일이 있는데 그 부위는 간담 경락이 있는 곳이다.[5]

간에 열이 있으면 담즙이 역류해 위장으로 올라와 입이 쓰고 근육이 마르게 되며, 심하면 근육이 땅겨 오그라들고 경련이 자주 일어나게 된다. 이에 대해 『황제내경』, 「소문」, 위론 편은 또 다음과 같이 자세히 밝혀놓고 있다.

> ···사 상 무 궁, 소 원 부 득, 의 음 어 외, 입 방 태 심, 종 근 이 종,
> ··· 思想無窮, 所願不得, 意淫於外, 入房太甚, 宗筋弛縱,
>
> 발 위 근 위, 급 위 백 음, 고 《하 경》 왈, 근 위 자, 생 어 간 사 내 야···
> 發為筋痿, 及為白淫. 故《下經》曰: 筋痿者, 生於肝使內也 ···

분노와 더불어 간에 열이 생기는 이유는 생각이 무궁무진하고 원하는 바가 이뤄지지 않으며, 뜻과 마음이 밖으로만 치달아 피곤하기 때문이다. 이렇게 피곤한 상태에서 성교를 심하게 하면, 생식기 주변의 근육이 늘어져 다리를 쓰지 못하게 되거나 백음(생식기에서 나오는 분비물)이 나온다. 고로 《하경》에서 말하기를, 근육이 땅기거나 늘어져 쓰지 못하는 것은 간이 지나친

성생활로 인해 병든 것이라고 밝히고 있다.

생각은 비에 속한다. 사람이 무엇이든지 너무 생각하면 소화
력이 감퇴되고 얼굴이 노래진다. 사색을 깊이 하는 사람은 대
개 소화 불량증이 있고 얼굴이 누렇다.[6]

비장과 위는 우리가 섭취한 음식을 소화한 후 체내에 필요한
영양소로 바꾸고 불순물은 걸러내며 체내의 물을 순환시키는
역할을 하는데, 이러한 작용들이 원활하지 않게 된다는 뜻이다.
미국의 한 병원에서 내놓은 조사 결과에 따르면 500명의 위
장병 환자 가운데 발병 원인이 정서적인 문제, 즉 지나치게 많
은 고민이나 걱정 때문인 경우가 74퍼센트에 이른다고 한다.
『황제내경』에서 "지나치게 생각이 많으면 비장이 상한다."라고
한 말이 현대인에게도 정확하게 맞아떨어진 셈이다. 『황제내
경』에서는 또한 "사자기결思者氣結", 즉 "생각이 많으면 기가 엉
긴다."라고 하여 생각이 지나치게 많으면 몸을 흐르던 기가 그
곳에 쌓여 비장과 위가 기능을 제대로 발휘하지 못하게 되면서
쉽게 병이 난다고 했다.[7]

비장에 열이 있으면 위장이 말라 갈증이 나고, 근육이 마비
되어 감각이 없고 나아가 살이 늘어지게 된다. 『황제내경』, 「소
문」, 위론은 비장에 열이 생기는 까닭에 대해서 다음과 같이 상

세히 설명한다.

… 유 점 어 습, 이 수 위 사, 약 유 소 유 거 처 상 습, 기 육 유 지,
… 有漸於濕, 以水爲事, 若有所留居處相濕, 肌肉濡漬,

비 이 불 인, 발 위 육 위. 고 《하 경》 왈: 육 위 자, 득 지 습 지 야…
痺而不仁, 發爲肉痿. 故《下經》曰: 肉痿者, 得之濕地也 …

이에 더해 비장에 열이 생기는 이유는 술과 물 및 음료수를 자주 마시거나, 찌개와 탕 종류를 선호하는 식습관 및 차고 습한 곳에 거주함으로써 기육이 축축해지기 때문이다. 또한 술을 마시고 성관계를 갖게 되면, 기혈이 모자라 순환이 되지 않음과 동시에 감각이 마비되고 살가죽이 늘어지게 된다. 고로《하경》에서는 식사 시간 및 식사량이 불규칙하거나, 과음 혹은 과도한 성생활로 인하여 비장과 위장이 손상되면 발생하는 병이라고 일러주고 있다.

신장에 열이 있으면 허리와 척추를 움직이지 못하고 뼈가 마르며 골수가 감소되어 골다공증이 생기는데, 다리에 힘이 없어 오래 서 있지 못하며 잘 걷지도 못하게 된다.『황제내경』,「소문」, 위론은 그 이유를 다음과 같이 밝혀놓고 있다.

유 소 원 행 노 권, 봉 대 열 이 갈, 갈 즉 양 기 내 벌,
有所遠行勞倦, 逢大熱而渴, 渴則陽氣內伐,

내 벌 즉 열 사 어 신, 신 자 수 장 야, 금 수 불 승 화, 즉 골 고 이 수 허,
內伐則熱舍於腎, 腎者水藏也, 今水不勝火, 則骨枯而髓虛,

, <ruby>發<rt>발</rt></ruby> <ruby>爲<rt>위</rt></ruby> <ruby>骨<rt>골</rt></ruby> <ruby>痿<rt>위</rt></ruby>. <ruby>故<rt>고</rt></ruby>《<ruby>下<rt>하</rt></ruby> <ruby>經<rt>경</rt></ruby>》<ruby>曰<rt>왈</rt></ruby>: <ruby>骨<rt>골</rt></ruby> <ruby>痿<rt>위</rt></ruby> <ruby>者<rt>자</rt></ruby>, <ruby>生<rt>생</rt></ruby> <ruby>於<rt>어</rt></ruby> <ruby>大<rt>대</rt></ruby> <ruby>熱<rt>열</rt></ruby> <ruby>也<rt>야</rt></ruby>.

故足不任身, 發爲骨痿. 故《下經》曰: 骨痿者, 生於大熱也.

장거리 여행으로 몸이 피곤한 상태에서 여름 더위로 인해 갈증이 나면, 신체 내부의 열과 외부에서 유입된 열이 신장으로 들어가게 되는데, 신장은 뼈와 골수를 주관하므로, 그 열로 인해 뼈와 골수의 양이 감소되어 다리로 몸을 지탱하기가 힘들어진다. 고로 《하경》에서 골위骨痿는 신체 내외의 열로 인하여 발생한다고 말하고 있다.

지나친 슬픔과 한숨은 병이 된다

『황제내경』, 「소문」, 위론은 사람들이 너무 슬픈 감정을 느낌으로써 생기는 병에 대해서 다음과 같이 설명한다.

悲哀太甚, 則胞絡絕, 胞絡絕則陽氣內動, 發則心下崩,

數溲血也.

너무 심하게 슬퍼하면 폐로 이어진 심장의 혈관이 땅겨짐에 따라 폐가 기혈 운반을 잘 하지 못하고, 이로 인해 심장이 폐의 혈관을 막아 비장의 혈액이 인체 상부로 올라오지 못하고 하부로 흘러 들어가게 하여 소변에 자주 피가 비치게 된다. 실제로 주변에서 자식이 죽거나 부모님이 돌아가셔서 지나치게 슬퍼하거나 상심함에 따라 소변에 피가 자주 나오는 사람을 본 적이 있을 것이다. 이러한 증상이 더욱 심할 경우 대량의 하혈도 하게 된다.

지나친 슬픔은 사람을 죽음으로 몰아가기도 한다. 이에 대해서는 본신 편에서 자세히 설명된다.

간 비 애 동 중 즉 상 혼, 혼 상 즉 광 망 부 정, 부 정 즉 부 정 당,
肝悲哀動中則傷魂, 魂傷則狂忘不精, 不精則不正當,

인 음 축 이 연 근, 양 협 골 불 거, 모 췌 색 요, 사 우 추.
人陰縮而攣筋, 兩脅骨不擧, 毛悴色夭, 死於秋.

간은 혈액을 저장한다. 혈액 속에는 혼魂이 들어있다. 그런데 지나치게 슬퍼하면 간장이 고동치며 그 혼을 손상한다. 그 결과 정신이 혼란해지며 사물을 분간하지 못하게 된다. 즉 행동거지가 정상적이지 못하고 생식기가 수축되며 근육에 경련이 발생하고, 양쪽 옆구리에 통증이 생겨 움직이지 못하게 된다. 또한 모발에 윤기도 사라지며 점점 초췌해져 가을에 죽게 된다. 비애로 인해 열이 발생하면 간의 혈액이 손상되면서, 거기에 머물러 있던 혼이 붕 뜨며 인지 능력과 바른 정신 상태를 잃어버

리는 것이다.

사람이 슬퍼하면 왜 눈물이 나오는지에 대해서도 『황제내
경』,「영추」, 구문口問 편은 알기 쉽게 설명하고 있다.

황 제 왈: 인 지 애 이 읍 체 출 자, 하 기 사 연?
黃帝曰: 人之哀而泣涕出者, 何氣使然?

기 백 왈: 심 자, 오 장 육 부 지 주 야; 목 자, 종 맥 지 소 취 야,
歧伯曰: 心者, 五藏六府之主也; 目者, 宗脈之所聚也,

상 액 지 도 야; 구 비 자, 기 지 문 호 야. 고 비 애 수 우 즉 심 동,
上液之道也; 口鼻者, 氣之門戶也. 故悲哀愁憂則心動,

심 동 즉 오 장 육 부 개 요, 요 즉 종 맥 감, 종 맥 감 즉 액 도 개,
心動則五藏六府皆搖, 搖則宗脈感, 宗脈感則液道開,

고 립 체 출 언.
故泣涕出焉.

심장은 오장과 육부를 주관하며 눈은 모든 경락이 모이는
곳이자 진액이 눈물로 올라오는 통로이며, 입과 코도 침과 콧
물 등의 진액이 나오는 곳이다. 그러므로 심장이 슬퍼하거나 근
심하면 마음이 요동치고, 이로 인해 오장육부가 다 불안해지며,
다시금 요동치면 모든 경맥이 그 영향을 받게 되어 눈과 코의
진액 통로가 열려 눈물이 나오는 것이다. 바람이 불면 눈물이
나오는 증상도, 심장이 견고하지 못하여 생기는 것이다.

『황제내경』,「영추」, 구문 편은 사람이 한숨을 쉬는 이유에
대해서도 서술하였다.

황제 왈: 인 지 태 식 자, 하 기 사 연?
黃帝曰: 人之太息者, 何氣使然?

기 백 왈: 우 사 즉 심 계 급, 심 계 급 즉 기 도 약, 약 즉 불 리,
歧伯曰: 憂思則心系急, 心系急則氣道約, 約則不利,

이 신 출 지.
以伸出之.

이상을 해석하면 다음과 같다. 황제가 묻기를, "사람이 한숨을 쉬는 것은 어떤 기가 작용하기 때문입니까?"라 하자 기백이 답하기를, "근심 걱정 그리고 생각이 많으면 폐로 올라오는 심장의 혈관이 땅겨지고, 혈관이 땅기면 기도가 좁아지고, 기도가 좁아지면 몸으로 산소가 적게 들어와 숨쉬기가 불편해지므로 한숨이 뿜어져 나오는 것입니다."

이처럼 한숨은 자식 걱정이나 사업 실패, 금전적인 문제, 직장 내 스트레스 등 여러 가지 일이 잘 풀리지 않을 때 자주 쉬게 된다. 주변을 둘러보면 자기도 모르게 한숨을 쉬는 사람들이 많다. 그것은 그 사람에게 '근심 걱정'이 많다는 뜻이다. 마음과 머릿속에 근심 걱정이 한가득 쌓여 자신도 모르게 한숨으로 토해내는 것이다. 증기기관차의 피스톤처럼 근심이 자꾸만 차오르니 증기처럼 한숨을 푹푹 내뿜는 것이다. 한숨도 병인 이유는 바로 그 때문이다. 거기서 조금 더 악화되면 그 사람은 우울증에 걸리거나, 깊은 슬픔에 빠져들기 쉽다. 결국 모든 병은 이러한 근심 걱정에서 생겨나는 것이다.

『황제내경』에는 이 같은 사실이 명백히 기재되어 있다. 근심

걱정이 해소되지 않으면 심장에 열이 쌓이고, 그 열이 폐로 전해지면 폐가 기도 부위를 당겨 순간적으로 기도가 좁아져 산소를 더 많이 흡수하기 위해 자신도 모르게 한숨을 쉰다는 것이다.

근심 걱정이 심해지면 얼굴이 하얘진다. 하얀색과 큰 한숨은 모두 폐에 속한다. 폐가 약한 사람은 까닭 없이 걱정이 많다.[8]

그리고 거기서 좀 더 나아가면, 심장의 열이 폐를 압박하여 콧물과 코 막힘 등 비염이 생기고 어깨도 아프게 된다고 밝힌다. 이렇듯 병의 변화는 한계가 없이 다양하고, 예측 불허하다.

병의 변화에 관한 실례를 간단히 들어보자. 심장의 경우, 심장은 육체적으로는 피를 순환시키는 곳이며 정신적으로는 사람의 마음이 깃들어있는 곳이다. 그러므로 근심 걱정으로 인해 깊은 슬픔에 빠지면 심장이 동動한다. 따라서 근심 걱정이 해결되지 않으면 심장 박동이 평상시와는 완전히 달라진다. 심장에 열이 발생하고 울체되어 폐를 압박함으로써 더욱 깊은 한숨과 함께 기침이 나며 어깨와 등이 아픈 데다 대장의 수분이 역류해 복부가 창만해진다. 뿐만 아니라 심장의 열을 따라 간의 열도 치솟아 자신도 모르게 옆구리가 아프고 입이 쓰며, 소화도 안되고 두통까지 동반한다.

여기서 병이 악화되면 심장의 열에 의해 폐가 막히면서 가래가 되거나, 진액이 하부로 내려오지 못하여 인체의 하부인 다

리 쪽이 시리고 저리고 땅기며, 때때로 차가워지면서 마르게 된
다. 또한 심장의 열이 더욱 강하게 폐에 전이됨에 따라 수분이
정체되어 부종이 생기고, 추위와 더위를 번갈아 느끼며 대장에
열이 전해져 변비가 발생하고 수시로 땀이 흘러내린다.

이처럼 근심 걱정으로 인한 한숨 하나는 간장 및 비장, 신
장, 폐장, 심장 등의 오장은 물론 위장과 소장, 대장, 방광, 쓸개
와 연계되어 이루 말할 수 없을 만큼 병의 변화를 일으킨다. 『황
제내경』을 공부하면 한숨 하나에도 이렇게 많은 병의 변화가
나타난다는 것을 알게 되는데, 다른 병이야 말해 무엇하랴. 사
실 위와 같은 언급도 한숨에 대한 대략적인 병변만 얘기한 것일
뿐, 한숨 하나로 생긴 복잡한 병의 변화는 이루 말할 수 없을 정
도로 많다. 이처럼 천만 가지로 변화하는 병변은 MRI는 물론
컴퓨터 일만 대가 있어도 찾아낼 수 없다. 즉 MRI나 CT, X-ray
등 최첨단 의료기기 천만 대를 동원해도 서양 의학으로는 도저
히 잡아낼 수 없는 정신적 작용인 한숨 하나에도, 동양 의학은
수많은 병변을 찾아내어 그 병을 고친다.

지나친 기쁨 또한 병이 된다

기쁨은 좋은 감정에 속하는 편인데 왜 병이 된다는 것인지

이해하지 못하는 사람이 많을 것이다. 지나친 기쁨도 우리의 혼백을 망가뜨린다. 『황제내경』, 「영추」, 본신 편은 이에 대해서도 자세히 설명한다.

폐 희 락 무 극 즉 상 백,　백 상 즉 광.　광 자 의 부 존 인,　피 혁 초,
肺喜樂無極則傷魄, 魄傷則狂, 狂者意不存人, 皮革焦,

모 췌 색 요,　사 우 하.
毛悴色夭, 死於夏.

백魄은 기氣라는 물질 속에 거주하고 있는데, 지나치게 기뻐하면 그 기가 소진되어 백이 제자리를 지키지 못하고 붕 뜨게 되며 발광發狂하게 된다. 그 결과 남을 의식하지 않고 광적인 행동을 하는 것은 물론, 피부가 건조해지고 모발에 윤기가 사라지며 안색이 초췌해지다가 여름철에 사망에 이른다. 너무 기쁘고 하는 일이 모두 잘되다 보니 제 눈에 사람이 보이지 않고 안하무인격으로 행동하다가 폐에서 열이 발생하여 사망하게 되는 것이다. 옛 어른들의 '지랄 발광한다.'는 말이 바로 여기서 나온 것이다.

원래는 근심과 걱정을 심장과 폐와 비장에 소속시켰으나 여기서는 기쁨을 폐에 전속시켜 자세히 설명했다. 사실 근심 걱정을 심하게 하는 사람도 있고, 오래지 않아 잊는 사람도 있고, 잠깐 하는 사람도 있고, 오랫동안 그 속에서 헤어나지 못하는 사람도 있다. 이처럼 근심과 걱정은 사람에 따라 그것을 받아들이

는 경향이 각각 다르므로, 딱 잘라 한 장기에만 병을 일으킨다고 할 수는 없다.

신장 또한 우리 정신과 밀접한 관계를 가지고 있다. 그 역시 본신 편에 자세히 나와 있다.

신 성 노 이 부 지 즉 상 지, 지 상 즉 희 망 기 전 언,
腎盛怒而不止則傷志, 志傷則喜忘其前言,

요 척 불 가 이 부 앙 굴 신, 모 췌 색 요, 사 우 계 하.
腰脊不可以俛仰屈伸, 毛悴色夭, 死於季夏.

앞에서는 간이 화를 내면 인체가 손상되는 기전을 설명하였는데, 여기에서는 신장이 심한 화를 내면 뜻이 손상됨을 보여주고 있다. 신장은 정精을 가지고 있으며 그 안에 뜻이 머물러 거처하고 있다. 그런데 모든 일이 뜻대로 되지 않아 반복해서 화를 내거나 화를 참지 못하면 정기精氣가 손상되어, 허리와 척추 및 골수와 뇌 부위로 신장에서 생성된 정이 주입되지 않는다. 그 결과 방금 전에 한 말을 기억 못 하게 되거나, 허리와 척추 부위가 너무 아파 굴신하기가 힘들어지며, 모발에 윤기가 사라지며 안색이 초췌해진다. 그러다가 여름 장마철이 되면 병이 더 심해지면서 죽게 된다.

화를 자주 내면 간뿐만 아니라 신장도 손상되어 기억력이 감퇴되는 등, 치매 초기 증상이 생기기도 한다. 이처럼 정신적인 스트레스는 한 장기에만 영향을 미치는 것이 아니라 오장육

부 전반에 파급되어 심각한 손상을 준다는 사실을 잊어서는 안
된다.

모든 병은
내 마음먹기에 달려있다

이처럼 모든 병은 결국 자기 자신이 만드는 것이다. 또한 마음이 병을 만들고, 그 병으로 고통받으며 죽어가는 것 또한 쇠에서 녹이 나와 쇠 스스로를 부식시키는 것과 같은 이치이다. 정신을 잘 다스리지 못하면 육체가 병들고, 육체가 병들면 마음 또한 병드는 것은 동서고금의 진실이다. 따라서 마음을 잘 다스리지 못하고, 음식을 절제하지 않으면 나쁜 기운이 저절로 몰려들어 우리의 몸을 망가뜨린다. 특히 몸을 유지하게 하는 것은 음식인데, 식단을 잘 조절하고 절제하면 정신도 건강해지고 육체도 튼튼해진다. 육체와 정신은 하나라는 점을 명심해야 한다. 그러므로 모든 근심 걱정과 스트레스는 음식과 술로 해소하려 하지 말고, 반드시 운동으로 다스려야 한다. 음식과 술로 스트레스를 푸는 것은 스스로 죽음의 길로 가는 것이나 다름없다. 또한 스스로 마음을 평화롭게 하도록 노력해야 한다.

'마음을 평화롭게 하기'는 『황제내경』 원문의 표현을 빌리자면, "청정소욕淸靜少欲", 즉 정신을 고요하게 가라앉히고 마음을 편안히 하며 욕구를 적절한 상태로 유지하는 자세라고 할 수 있다. 그래서 『황제내경』, 상고천진론에는 아래와 같은 표현이 나온다.

"마음을 편안하고 안정되게 하고 욕심내지 않으며 진기를 깊숙한 곳에 간직해두고 정신을 몸 안에 잘 보존하여 흩어지거나 없어지지 않게 하십시오. 이렇게 하니 어찌 병이 찾아들겠습니까?"

이것이 바로 현대인의 심리적 질병을 치료하기 위한 가장 효과적인 처방이 아닌가 싶다. 여기서 '마음을 편안하고 안정되게 한다.'는 것이 바로 '청정'의 의미이다. 이때는 지나치게 욕심내지 말고 마음을 평화롭게 하는 것이 무척 중요한 출발점이 된다. 『황제내경』에는 이런 말도 나온다.

"마음이 편안하면 욕구가 적절한 상태에 이르고 마음이 안정되면 두려움도 없어집니다."

마음을 번잡하게 하는 온갖 세상사를 마음 밖에 두라는 말이다. 오직 '마음을 편안하고 안정되게 하고 욕심내지 않는' 상태에서만 마음의 평안을 얻을 수 있는 것이다.[9]

제6장
식습관과 규칙적인 운동으로
건강을 되찾자

〈곤도 마코토의 양생법〉

"양생의 길은 많은 말을 필요로 하지 않는다.

실천해야 할 것은

약과 보조제를 먹지 않고,

의사를 가까이하지 않고,

건강진단도 종합정밀진단도 받지 않는 것.

고기도 채소도 잘 먹고, …

자주 수다 떨고

자주 움직이는 것.

과거에 얽매이지 말고,

미래를 염려하지 말고,

지금 현재를 소중히 여기는 것.

이것이 양생의 가장 중요한 핵심이다."

– 곤도 마코토, 『약에게 살해당하지 않는 47가지 방법』中

약보다 음식으로
병을 고치자

살면서 누구나 한번쯤은 이런 경험을 해봤을 것이다. 과식으로 소화가 잘 안 되고 배 속이 더부룩할 때 매실청을 물에 타서 한잔 마신다든지, 과음을 한 다음날 콩나물국을 먹는다든지, 추운 겨울에 감기 기운이 있을 때 따뜻한 유자차나 생강차를 마셔봤을 것이다. 이런 음식을 먹는 것은 이들 음식을 먹었을 때 우리 몸에 그만한 효과가 있기 때문이다.

우리가 매일 먹는 음식은 단순히 우리의 배를 채워주는 역할만 하는 것이 아니다. 음식은 우리의 건강과 생명을 좌우할 만큼 대단히 중요한 것이며 우리의 삶과 문화, 정신과도 아주 밀접한 관련을 맺고 있다. 또한 음식에는 저마다 지닌 고유의 독특한 맛과 향이 있다. 사람들은 이 맛과 향을 즐기며 음식을 먹는다.

음식, 그리고 음식을 만드는 식재료가 되는 갖가지 식품에는 저마다 갖고 있는 독특한 약성(藥性)도 있다. 사람들은 음식이 지닌 이 약성을 통해 자신과 가족의 건강을 지키며 보다 활력 있게 오래 살 수 있기를 희망한다.[1]

『황제내경』에서는 음식을 통한 치료를 중시한다. 음식은 생명의 근원이자 삶의 활력을 더해 주는 기반이라고 생각하기 때문이다. 음식은 사람들이 생존하기 위한 필수 조건일 뿐 아니라 건강 유지에 큰 영향을 끼치는 중요한 요인이다. 평상시 좋은 식사 습관을 길러야만 무병장수하는 삶에 한발 더 나아갈 수 있다.[2]

이처럼 음식은 인류의 생존과 건강을 유지하기 위한 필수 조건이다. 뿐만 아니라 음식에는 우리 몸에 이로운 좋은 성분과 각종 질병을 치료해주는 효과가 있으며, 다른 독성 있는 음식의 독성을 해독해주는 효능도 있다.

하지만 현대의 많은 병이 약품에 의지해 치료하는 경우가 많다. 어떤 경우에는 약을 평생 복용해야 하는 경우도 있다. 약을 장기간 복용하면 인체에 심각한 부작용이 생겨 생명에 지장을 초래하거나 여러 다른 증상이 나타나 고통이 가중되기 마련이다. 심지어는 약물 복용으로 인해 이전의 병마저 낫지 않고 다른 증상이 더 생겨 고통이 가중된 끝에 생명까지 잃을 수 있다. 상황이 이러니, 하물며 진단과 처방이 맞지 않는다면 그 약의 부작용을 어찌 감히 상상이라도 할 수 있겠는가?

『황제내경』에서 말하길, "대독大毒으로 병을 고칠 적에는 병의 60퍼센트가 제거되면 더 이상 약을 쓰지 말고 그 병에 맞는 과일과 야채, 고기, 곡물로 보양해서 나머지 병을 없애라."라고 하였다. 이 말은 대독, 즉 독성이 큰 약으로 병을 치료할 때에는 병의 절반이 치료되었는데도 그 약을 계속 복용하게 되면 환자가 그 약의 독성을 이기지 못하고 결국 죽게 됨을 의미한다. 소독小毒, 즉 독성이 적은 약으로 병을 치료할 때도 마찬가지다. 병의 70퍼센트가 치유되면 더 이상 약을 쓰지 말고, 나머지는 그 병에 맞는 음식을 먹어 잔존하는 병을 치료해야 한다. 사람들이 약의 독성에 의해 피해를 보지 않도록,『황제내경』은 이렇게 간곡히 이야기하고 있는 것이다.

음식의 다섯 가지 맛이 사람의 몸에 미치는 영향

앞에서 잠깐 언급했지만 음식에는 저마다의 고유한 맛과 향이 있다. 인간은 혀의 표면에 위치한 미뢰라는 감각 기관을 통해 맛을 느끼는데, 맛의 종류에는 단맛, 짠맛, 신맛, 쓴맛, 감칠맛의 다섯 가지가 있다. 예전에는 맛의 종류에 따라서 느끼는 부위가 따로 있다고 알려졌었는데 이는 잘못된 상식이며, 최근 밝혀진 바로는 모든 맛은 혀의 모든 부위에서 느낄 수 있다고 한다.

이러한 여러 가지 맛은 장기 기능의 변조와 밀접한 관계를 가지고 있다. 우리는 음식을 섭취할 때에 한 가지 맛에만 치우쳐 먹어서는 안 된다. 그 또한 질병을 부르는 중요한 원인이 되기 때문이다. 그렇다면 이제부터 음식의 '맛'이 사람의 몸에 미치는 영향에 대해 알아보자. 예를 들어, 대부분의 혈관 질환은 뜨거운 음식 때문에 발생한다. 뜨거운 음식은 기름에 튀기고, 지지고 볶은 음식들이기 때문에 대체적으로 열량이 높다. 이러한 음식들을 마구 먹어대다 보면 혈관 내부의 열량이 높아지고, 그 때문에 혈관 질환이 발생하는 것이다.

모든 음식물은 오미(五味. 음식의 다섯 가지 맛)에서 벗어나지 않는다. 또한 독성이 있는 약도 이 다섯 가지 맛에서 벗어날 수 없다.

『황제내경』, 「소문」, 생기통천론生氣通天論은 위와 같은 음식의 다섯 가지 맛이 오장의 기능에 미치는 영향을 다음과 같이 상세히 설명하고 있다.

음 지 소 생,　　본 재 오 미,　음 지 오 궁,　상 재 오 미,　시 고 미 과 어 산,
陰之所生,　本在五味,　陰之五宮,　傷在五味.　是故味過於酸,

간 기 이 진,　비 기 내 절.　미 과 어 함,　대 골 기 로,　단 기,　심 기 억.
肝氣以津,　脾氣乃絕.　味過於鹹,　大骨氣勞,　短肌,　心氣抑.

미 과 어 감,　심 기 천 만,　색 흑,　신 기 불 형.　미 과 어 고,　비 기 불 유,
味過於甘,　心氣喘滿,　色黑,　腎氣不衡.　味過於苦,　脾氣不濡,

위 기 내 후.　미 과 어 신,　근 맥 저 이,　정 신 내 앙,　시 고 근 화 오 미,
胃氣乃厚.　味過於辛,　筋脈沮弛,　精神乃央,　是故謹和五味,

골 정 근 유,　기 혈 이 류,　주 리 이 밀,　여 시 즉 골 기 이 정,　근 도 여 법,
骨正筋柔,　氣血以流,　湊理以密,　如是則骨氣以精,　謹道如法,

장 유 천 명.
長有天命.

　　오미를 가진 음식물들에서 나온 영양분들이 인체의 오장육
부에 에너지를 공급하여 생명 활동을 유지하게 하지만, 너무 많
이 섭취하면 도리어 오장육부를 손상해 단명케 하거나 질병을
유발하여 고통을 가중한다. 평소 음식을 절제해야 하는 것은 바
로 그런 까닭에서다.

　　본문을 해석하면 다음과 같다. 신맛을 지나치게 섭취하면
비장의 진액이 말라 살이 뭉치고 입술이 트게 된다. 짠맛을 지
나치게 먹으면 뼈에 변형이 오고 살덩이가 뭉치며 심장의 혈관
흐름을 억제한다. 또 단맛을 과다 섭취하면 심장 혈관에 영향을
미쳐 가슴이 답답해지면서 숨이 차고 얼굴색이 검어지며 신장
에까지 파급 효과를 미쳐 신장의 균형이 깨진다. 이로 인해 뼈
가 아프고 머리카락이 빠지는데, 이것이 바로 오늘날의 당뇨병

증세이다. 쓴맛을 지나치게 먹으면 비장과 위장의 진액이 말라 기운이 없어지고 피부가 마르고 머리카락이 빠진다. 또 매운맛을 지나치게 먹으면 근육과 혈관을 자극하여 땀을 많이 나게 하므로, 혈관 내부의 수분과 진액이 부족해짐에 따라 인지 능력이 상실된다. 더 많이 먹으면 혈관과 근육 층의 진액을 외부로 나가게 해 근육이 마르고 땅기며 손발톱이 마른다. 덧붙여 혈관에서 수분이 빠지면 경련이 일어나며, 폐는 대장과 통해 있으므로 심하게 매운맛을 먹으면 설사도 하게 된다.

이어서『황제내경』,「영추」, 오미론五味論의 본문을 통해 다섯 가지 맛 중 한 가지 맛에 치우쳐 음식을 먹었을 때에 발병하는 증상과 원인을 더욱 상세히 살펴보자.

소 유 답 왈: 산 입 우 위, 기 기 삽 이 수, 상 지 양 초, 비 능 출 입 야,
少兪答曰: 酸入于胃, 其氣澀以收, 上之兩焦, 弗能出入也,

불 출 즉 류 우 위, 위 중 화 온, 즉 하 주 방 광, 방 광 지 포 박 이 유,
不出卽留於胃, 胃中和溫, 則下注膀胱, 膀胱之胞薄以懦,

득 산 즉 축 권, 약 이 불 통, 수 도 불 행, 고 륭, 적 근 지 소 종 야,
得酸則縮綣, 約而不通, 水道不行, 故癃, 積筋之所終也,

고 산 입 이 주 근 의.
故酸入而走筋矣.

신맛을 많이 먹어 생기는 부작용은 소변이 잘 나오지 않는 것인데, 그 이유는 이러하다. 신맛이 위장으로 들어가면 위장에서 소화 및 흡수되어 심장과 폐로 가지 않고, 위장 속에 머물러

있다가 방광으로 주입되는데, 방광의 껍질은 얇고 부드러워 신맛이 들어가면 수축되고 오그라들어 수분 운행에 큰 영향을 미쳐 소변이 잘 배출되지 않는다. 신맛을 지나치게 섭취하면 모든 근육이 집결되어 있는 생식기 부근의 근육으로 들어가 소변을 잘 보지 못한다는 말이다.

황제왈: 함주혈, 다식지, 영인갈, 하야?
黃帝曰: 鹹走血, 多食之, 令人渴, 何也?

소유왈: 함입우위, 기기상주중초, 주우맥, 맥자,
少兪曰: 鹹入于胃, 其氣上走中焦, 注于脈, 脈者,

혈지소주야. 혈여함상득즉응. 응즉위중즙주지,
血之所走也. 血與鹹相得則凝, 凝則胃中汁注之,

주지즉위중갈, 갈즉인로초, 고설본건이선갈, 혈맥자,
注之則胃中竭, 竭則咽路焦, 故舌本乾而善渴, 血脈者,

중초지도야, 고함입이혈의.
中焦之道也, 故鹹入而血矣.

황제가 묻기를 "짠맛은 혈액으로 들어가는데 짠맛을 많이 먹으면 갈증이 납니다. 어째서 그렇습니까?"라 하자, 소유가 답하기를 "짠맛이 위장으로 들어가면 그 짠맛이 혈관으로 주입되는데, 그 혈관은 혈액이 순환되는 곳입니다. 혈액이 짠맛을 만나면 엉키게 되는데, 위장은 평상시 진액을 분비시켜 목구멍을 촉촉하게 적셔줍니다. 그런데 짠 음식을 많이 먹으면 혈관의 혈액이 엉킴으로 인해 위장 속의 진액을 내보내어 혈관의 혈액을 소통시키려 하다 보니 목으로 올라오는 진액이 적어져 갈증이 나고 목이 타면서 혀가 마르게 되는 것입니다."

황 제 왈: 고 주 골. 다 식 지. 영 인 변 구. 하 야?
黃帝曰: 苦走骨, 多食之, 令人變嘔, 何也?

소 유 왈: 고 입 우 위. 오 곡 지 기. 개 불 능 승 고. 고 입 하 완.
少俞曰: 苦入于胃, 五穀之氣, 皆不能勝苦, 苦入下脘,

삼 초 지 도 개 폐 이 불 통. 고 변 구. 치 자. 골 지 소 종 야.
三焦之道皆閉而不通, 故變嘔. 齒者, 骨之所終也,

고 고 입 이 주 골. 고 입 이 복 출. 지 기 주 골 야.
故苦入而走骨, 故入而復出, 知其走骨也

　　황제가 말하기를 "쓴맛은 주로 뼈에 주입이 되는데, 쓴맛을
많이 먹으면 사람이 구토를 하는 까닭은 무엇입니까?"라 묻자,
소유가 답하기를 "쓴맛이 위장으로 들어가면 짠맛, 단맛, 신맛,
매운맛 등 네 가지 맛이 쓴맛을 감당하지 못하게 됩니다. 따라
서 쓴맛이 위장의 하부로 내려가면 그 통로가 갑자기 좁아져 막
히게 되므로 위쪽으로 역류해 구토가 나오게 되는 것입니다. 또
한 치아는 신장이 주관하는 곳으로서 쓴맛을 많이 먹으면 그 쓴
맛이 입안의 치아 사이로 계속해서 올라와 쓴맛을 오랫동안 느
끼게 합니다. 쓴맛을 먹을 경우 먼저 뼈로 주입된 다음, 다시 치
아로 나오는 현상을 봄으로써 쓴맛이 뼈로 주입된다는 사실을
알 수 있습니다. 이 때문에 쓴맛을 적게 먹으면 심장 혈관으로
주입되지만, 많이 먹거나 오랫동안 먹으면 신장으로 들어가 뼈
에 영향을 미치게 된다는 것을 알 수 있습니다."

모든 약과 음식도 마찬가지다. 많이 먹거나 오랫동안 복용하면 이처럼 다른 새로운 증상이 나타나게 된다. 다음은 단맛에 관한 것이다.

황제 왈: 감주육, 다식지, 영인만심, 하야?
黃帝曰: 甘走肉, 多食之, 令人悗心, 何也?

소유 왈: 감입우위, 기기약소, 불능상지우상초,
少俞曰: 甘入于胃, 其氣弱小, 不能上至於上焦,

이여곡류우위중자, 영인유윤자야, 위유즉완, 완즉충동,
而與谷留於胃中者, 令人柔潤者也, 胃柔則緩, 緩則蟲動,

충동즉영인만심, 기기외통우육, 고감주육.
蟲動則令人悗心, 其氣外通於肉, 故甘走肉.

황제가 말하기를 "단맛은 살로 주입되는데, 단맛을 많이 먹으면 사람의 가슴이 답답해지는 까닭은 무엇입니까?"라 하자, 소유가 답하기를 "단맛이 위장으로 들어가면 끈적끈적한 맛이 위장 속의 음식물과 뒤섞여 발효됩니다. 그러므로 단맛이 많으면 위장관 내에 머물러 온몸의 에너지로 쓰이지 못하고 열을 발생시켜 장내 미생물의 증식을 필요 이상으로 많이 하게 합니다. 그러므로 단맛과 기름진 음식을 많이 먹는 사람과 아이는 몸에 열이 많은 한편, 그 단맛이 에너지와 힘으로 쓰이지 못하고 계속 살로 주입되니 살만 더욱 찌게 됩니다."

단맛을 지나치게 많이 먹으면 장내 미생물이 혈관에 영향을 미쳐 가슴이 답답해지며 몸에서 열이 많이 나게 된다. 기름지고 단 음식을 자주 먹는 식습관을 가진 사람은 단맛에서 나온 열량이 하부로 흘러 신장에 영향을 주게 됨에 따라 신장을 손상해 허리와 관절에까지 영향을 미치며, 폐에도 영향을 끼쳐 온갖 피부병과 아토피가 생겨나게 된다. 또한 얼굴이 검어지며 가래가 끓고 머리카락이 빠지며, 신장의 균형을 깨뜨린다.

한편 여기서 명심할 점이 또 하나 있다. 우리가 먹는 음식물 하나에도 이렇게 많은 부작용이 있는데, 하물며 독성을 가진 약의 부작용은 어떻겠는가? 양약이든 한약이든 오래 복용하면 반드시 부작용이 뒤따르는 것은 바로 그 때문이다. 더욱 중요한 것은 병이 나면 진단과 처방이 명확해야 한다는 점이다. 진단과 처방이 맞지 않으면 약을 먹어도 소용없고 부작용만 더 발생한다. 약을 계속 권하거나 평생토록 약을 복용시키려는 의사를 조심해야 하는 까닭이 바로 여기에 있다.

모든 피부병과 아토피는 이와 같이 음식에서 발생한 것으로, 기름지고 단 음식 및 서구화된 음식 문화를 멀리하며 야채와 과일을 많이 섭취해야 한다. 또한 되도록 밤에는 음식을 먹지 말고, 주기적으로 운동을 해야 한다. 그렇다면 아무리 오래된 피부병이라도 깨끗이 사라지며, 장도 튼튼해져 면역 체계가 더욱 활성화된다. 명심해야 할 점은, 모든 피부병은 장내에 남아도는 음식물이 열을 발생해 발병한 것이므로 절대로 술을 마시면 안 된다는 점이다.

주색잡기는
중풍을 불러온다

술은 건강에 유해하다. 그런데 TV 등 매스컴을 보면 담배의 유해성에 대한 광고가 더욱 자주 나온다. 하지만 술과 담배 중 어느 것이 우리 몸에 더 해로울까? 둘 중 어느 것을 먼저 끊어야 할까? 술을 마신 뒤 운전하면 구속된다. 술을 마시고 싸우면 경찰서로 직행한다. 그러나 담배를 피우면서 운전해도 구속되지 않는다. 어째서 그런 것일까?

놀라운 사실이 한 가지 있다. 나에게는 12명의 친구가 있었는데, 지금까지 1명만 살아있고 나머지 11명은 모두 사망했다. 전부 술 때문이었다. 술로 인한 우발적인 사고와 살인이 하루에도 수없이 일어나고 있다. 과연 무엇을 광고해야 하는가? 성폭력, 가정폭력 등 충동적인 사건 뒤에는 언제나 술이 도사리고 있다. 술과 담배, 무엇이 더 치명적인가?

『황제내경』에는 다음과 같은 사실들이 드러나 있다.

황제왈: 기 생 우 음 자 내 하?
黃帝曰: 其生于陰者奈何?

기 백 왈: 우 사 상 심; 중 한 상 폐; 분 노 상 간; 취 이 입 방,
歧伯曰: 憂思傷心; 重寒傷肺; 忿怒傷肝; 醉以入房,

한 출 당 풍 상 비; 용 력 과 도, 약 입 방 한 출 욕, 즉 상 신.
汗出當風傷脾; 用力過度, 若笠房汗出浴, 則傷腎.

황제가 묻기를, "오장에서는 어떻게 병이 발생하는지요?"

기백이 답하기를, "근심과 사려가 심하면 심장이 손상되고, 날씨가 추운데 찬 음식을 먹으면 외부의 한기와 내부의 찬기가 결합하여 폐가 손상되면서 기침을 하거나 장이 차가워집니다. 또한 화를 내면 간이 손상되고, 술에 취해 성관계를 맺거나 땀이 많이 날 때에 바람을 쐬면 비장이 손상되며, 힘을 과도하게 쓰거나 혹은 성관계 이후 땀을 흘린 채로 찬물로 목욕하면 신장이 손상됩니다."

이 말은 곧 오장이 손상된 뒤에 몸에 찬 기운이 침입하면 몸 안에 적취(몸 안의 덩어리)가 생기기 시작하므로, 되도록 찬 음식을 먹지 말고 근심 걱정을 삼가며 건강에 유념하라는 뜻이다.

아울러 오장이 손상되는 또 다른 이유로, 술에 취한 뒤 성관계를 자주 갖거나 땀을 흘린 후에 바람을 많이 쐬는 습관을 들 수 있다. 이로 인해 비장이 손상되기 때문이다. 특히 술을 마신 후에 바람을 맞으면 누풍漏風이 되는데, 『황제내경』, 「소문」, 풍론風論은 술이 비장 및 위장, 그리고 신장에 미치는 영향을 다음과 같이 명확하게 밝히고 있다.

… 혹 다 한, 상 불 사 단 의, 식 즉 한 출, 심 즉 신 한, 천 식 오 풍,
… 惑多汗, 常不司單衣, 食則汗出, 甚則身汗, 喘息惡風,

의 상 유, 구 건 선 갈, 불 능 노 사 …
衣常濡, 口乾善渴, 不能勞事 …

땀을 많이 흘리기 때문에 항상 홑옷을 입지 못하며, 음식을 먹으면 땀이 나는데 심하면 전신에서 나고, 숨이 차서 바람을 싫어할 뿐만 아니라 입이 말라 자주 갈증이 나고, 움직일 때마다 땀이 쏟아져 힘든 일은 아예 하지 못한다. 다시 말해 잦은 음주를 하면 체내에 열이 쌓여 있다가, 외부의 온도가 더워지면 신체 내외의 두 열이 합쳐져 더욱 많은 땀을 쏟아내게 되는데, 이를 누풍이라고 한다는 것이다. 『황제내경』, 「소문」, 궐론厥論은 이를 다음과 같이 5단계로 나눠 자세히 설명하고 있다.

기 백 왈: 주 입 어 위, 즉 락 맥 만 이 경 맥 허,
歧伯曰: 酒入於胃, 則絡脈滿而經脈虛,

비 주 위 위 행 기 진 액 자 야, 음 기 허 즉 양 기 입, 양 기 입 즉 위 불 화,
脾主爲胃行其津液者也, 陰氣虛則陽氣入, 陽氣入則胃不和,

위 불 화 즉 정 기 갈, 정 기 갈 즉 불 영 기 사 지 야.
胃不和則精氣竭, 精氣竭則不營其四支也.

차 인 필 수 취 약 포 이 입 방, 기 취 어 비 중 부 득 산,
此人必數醉若飽以入房, 氣聚於脾中不得散,

주 기 여 곡 기 상 박, 열 성 어 중, 고 열 편 어 신, 내 열 이 약 적 야,
酒氣與穀氣相薄, 熱盛於中, 故熱偏於身, 內熱而溺赤也,

부 주 기 성 이 표 한, 신 기 유 쇠, 양 기 독 승, 고 수 족 위 지 열 야.
夫酒氣盛而慓悍, 腎氣有衰, 陽氣獨勝, 故手足爲之熱也.

기백이 말하기를, "첫째, 곡식으로 발효시킨 술은 그 성질이 빠르고 급해서 위장으로 들어가면 먼저 피부층 속의 말초혈관으로 가 혈관을 팽창시켜 얼굴과 피부층을 빨갛게 하는 대신

큰 혈관을 비워지게 합니다. 둘째, 비장은 위장이 소화 및 흡수한 영양분을 옮겨주는 역할을 하는데, 술을 자주 마셔서 위장관 내에 열이 쌓이면 그 열로 인해 진액(영양분)이 마르게 되고, 이 때문에 비장이 위장에서 생성한 진액을 팔다리로 공급하지 못하니, 팔다리가 늘어지거나 오그라들어 쓰지 못하게 됩니다. 이것이 바로 중풍입니다. 셋째, 이러한 사람이 술에 취해 자주 성관계를 하면 위장관 내의 진액뿐만 아니라 신장의 정기까지 고갈시켜 사지를 쓰지 못하게 됩니다. 넷째, 술과 곡식(음식물)이 위장관 내에 뒤엉켜 열이 왕성해지고, 이로 인해 몸 전체가 뜨거워지면서 그 열이 방광으로 스며들어 가면 소변색이 붉게 되며, 대장으로 들어가면 술을 마신 다음 날 설사를 하게 되고, 신장으로 들어가면 생식기에 영향을 미쳐 생식기가 축 늘어지게 되어 제 기능을 못 하게 됩니다. 마지막으로 술에 의해 신장이 약해지면 열만이 홀로 왕성해져 수족에서 열이 나게 되는데, 이는 술로 인해 신장이 제 기능을 못 하게 되었기 때문입니다."

이처럼『황제내경』,「소문」, 궐론은 주색잡기로 인해 비장과 위장이 중풍에 맞으면 좌측이나 우측, 또는 왼손이나 오른 다리가 대각선을 이루며 사용하지 못하게 되는 이유가 되며, 심한 경우 몸을 움직이지 못해 죽음에 이르게 된다고 밝히고 있다.

위와 같은 반신불수 혹은 뇌경색 및 뇌출혈 환자의 어눌한 말투와 불편한 보행 상태는 TV에 자주 나타난다. 환자들을 본 국민들 역시 '내가 저렇게 되면 어쩌나?' 하는 걱정과 공포로 인해 의사를 찾아가 진료를 받게 된다. 의사는 뇌경색과 뇌출혈을 미리 예방해야 한다며, 그들을 찾아온 국민에게 건강검진과 함께 약을 처방한다. 치료와 예방의 목적으로 건강검진을 시키고 약을 먹게 하니, 어느 누가 감히 의사의 권고를 뿌리치고 본래의 자기 삶으로 돌아올 수 있겠는가? 그러나 뇌경색, 뇌출혈, 당뇨, 반신불수 등은 식습관을 개선하면 자연스레 치유되는 병이다. 이러한 병이 발생되는 원인에 대해서 알아보도록 하자.

뇌경색, 뇌출혈, 당뇨,
반신불수가 생기는 이유

한의학에서는 뇌경색, 뇌출혈, 당뇨, 반신불수가 다음과 같은 이유로 발생한다고 본다. 기름지고 영양가가 많으며 달고 맛있는 음식을 자주 먹으면 혈관에 노폐물이 쌓이고, 그것이 엉키고 막혀 있다가 날씨가 추울 때 모세혈관이 수축됨에 따라 상부의 혈관에 압력이 가해져 뇌혈관이 터지게 된다.

날이 더울 때도 피부가 이완되어 모세혈관이 막히므로, 상부의 혈관에 압력이 가해져 뇌혈관이 터지게 된다. 추울 때에만 뇌출혈이 발생하는 것이 아니라, 더울 때 또한 땀이 나지 않으면 피부가 열리지 않아 상부로 압력이 몰려 뇌출혈이 발생하게 되는 것이다.

　뇌경색도 식단 조절을 잘하지 못해 혈관에 노폐물과 기름이 쌓이게 되어, 혈관이 막혀 갑자기 쓰러지는 병이다. 당뇨는 특히 기름진 음식으로 인해 열이 증폭되면서 스스로 진액을 소모함에 따라 살이 점점 빠져가며 생기는 병이다.

　반신불수는 음식으로 인해 한쪽 혈관이 막히거나 좁아져서, 좌측 또는 우측의 손과 발을 쓰지 못하게 되며 말라가는 병이다. 이 병에 걸리면 다리가 마르면서 차가워지고, 힘이 없어져 잘 걷지 못한다. 음식을 잘 먹는 것에 비해 운동을 하지 않아, 인체 하부나 다리의 기혈 순환이 막혀 다리가 점점 약해지는 것이 병의 원인이다. 한의학에서는 이를 위궐痿厥이라 한다.

　위와 같은 증상들은 『황제내경』, 「소문」, 통평허실론通評虛實論에 설명되어있다.

… 범 치 소 단. 부 격. 편 고. 위 궐. 기 만 발 역. 감 비 귀 인.
… 凡治消癉, 仆擊, 偏枯, 痿厥, 氣滿發逆, 甘肥貴人,

즉 고 량 지 질 야. 격 색 폐 절. 상 하 불 통. 즉 폭 우 지 병 야.
則高粱之疾也. 隔塞閉絕, 上下不通, 則暴憂之病也.

… 오 장 불 평. 육 부 폐 색 지 소 생 야. 두 통 이 명. 구 규 불 리.
… 五藏不平, 六府閉塞之所生也. 頭痛耳鳴, 九竅不利,

장 위 지 소 생 야.
腸胃之所生也.

소단은 요즈음의 당뇨병이요, 부격은 갑자기 쓰러지는 것으로 오늘날의 뇌출혈과 뇌경색 혹은 식물인간 상태가 되는 것을 의미한다. 편고는 반신불수를 일컫는 말로, 인체의 좌우대칭 형태로 손발이 마르고 관절이 오그라들면서 쓰지 못하게 되는 증상을 말하는데, 중풍이 바로 이에 해당한다. 위궐은 다리가 차게 되며 정강이가 마르는 병이며, 기만발역이란 흉부에 열이 차서 위로 치솟는 병이다.

뇌출혈, 뇌경색, 당뇨, 반신불수, 기만발역 등은 모두 달고 기름진 음식을 자주 먹어서 생기는 질병으로, 옛날에는 부자들이 잘 걸리는 병이었다. 그러나 현대에는 먹을 것이 넘쳐나기 때문에, 누구나 쉽게 걸리는 혈관성 질환들이 되었고, 이 역시 위 및 장과 혈관에 기름과 노폐물이 쌓여서 생긴다. 또한 이 다섯 가지 질병 이외에 격색폐절隔塞閉絶은 근심 걱정이 해소되지 않아 가슴에서 열이 빠져나가지 못하여 기와 혈의 흐름을 방해함에 따라, 인체의 상하부가 순조롭게 소통이 되지 못해 생기는 질병이기도 하다. 한마디로, 격색폐절은 갑작스러운 근심과 걱정이 만드는 질환이다.

음식은 나를 지탱해주는
원동력이자 힘의 원천이다

위와 같이, 음식으로 인해 생긴 질병들은 식습관을 조절하면 자연히 치유된다. 그렇다면 어떠한 음식물을, 어떻게 섭취하는 것이 건강에 이로울까? 한의학에서는 다음과 같이 생각한다.

먼저, 먹으면 좋은 음식으로는 제철에 난 신선한 것, 자신이 사는 지역에서 생산된 것, 맑고 깨끗한 환경에서 자란 것, 최소한의 조리 과정을 거친 것 등이다. 이러한 음식들 중 곡물과 채소를 주로 먹고 육류를 조금씩 섭취하는 것이 좋다.

또한 음식물이 가지고 있는 다섯 가지 맛 중 한 가지 맛으로 치우쳐 먹지 말고 골고루 잘 섭취해야 한다. 그러면 뼈가 바르게 되고, 근육이 부드러워지며, 기혈 순환이 잘되고, 피부가 탄탄해질 것이다. 이 같은 식습관을 평생토록 유지하면 근육과 뼈가 튼튼해져 무병장수할 수 있다.

"현대인은 굶어 죽는 게 아니라 배불러서 죽는다."라는 말이 있듯이 식탐을 부려 폭식하는 것은 건강에 무척 해롭다. 폭식, 폭음하면 중초의 기기가 막혀서 뭉치고 오르내림의 기능이 제대로 발휘되지 않아 소화기관 질병을 유발할 수 있다. 특히 속이 빈 상태에서 과식하는 등 극도의 허기짐과 극도의 포만감을 반복하면 위장의 기운이 상하기 쉽다. 이 때문에 『황제내경』에서도 "음식을 섭취할 때에는 절제해야 한다."고 강조했다.[3]

즉 이처럼 음식을 절제하여 같은 양을 정해진 시간에 규칙적으로 먹는 한편, 기름에 튀기거나 볶은 기름진 음식과 찬 음식을 자제한다면, 장의 기능이 원활해짐에 따라 진액과 영양분을 인체 각 부위에 잘 공급시켜 주므로, 관절에 나타나는 질병이 깨끗이 사라질 것이다. 이처럼 음식은 곧 몸을 지탱해주는 원동력이자 힘의 원천이므로, 음식을 잘 소화 및 흡수하여 건강한 몸을 유지하는 것은 전적으로 자신의 위와 장에 있다는 사실을 항상 명심해야 한다.

다섯 가지 원칙만 지키면 병에 걸리지 않는다

"사람이 병을 고치지 못하는 데는 크게 다섯 가시 이유가 있으니,

첫째, 근심과 걱정, 집착(욕심)에서 헤어나지 못하는 것이요,

둘째, 규칙적으로 운동하지 않는 것이요,

셋째, 음식을 때에 맞추어 섭취하지 않거나, 찬 음식과 뜨거

운 음식(기름에 튀기고 지진 열량이 높은 모든 음식)을 가리지 않고 먹는 것이요,

넷째, 음주와 피로, 성냄과 조급함에서 벗어나지 못하는 것이요,

다섯째, 경제적인 문제다.

이를 잘 지키거나 해결하는 사람은 오래된 병도 치료가 가능하나, 그렇지 못한 사람은 경미한 병도 치유하기가 힘듭니다."

"몸을 잘 관리하는 자는 자녀에게 재산과 행복을 물려주지만, 그렇지 못한 자는 가족에게 가난과 원망을 물려줄 것입니다. 특히 몸에 갑자기 통증이 오거나, 이상 징후가 여기저기서 나타나면 그 병은 이미 오래된 것입니다. 따라서 인내심을 가지고 치료해야 완치될 수 있습니다."

이상의 글귀들은 우리 한의원에 액자로 제작되어 걸려 있는 것들이다. 나의 임상 경험과 함께, 『황제내경』의 핵심을 함축적으로 표현해놓은 것이다. 실제로 운동은 혈액과 림프의 순환을 증진하고, 땀을 많이 나게 하여 몸의 독소가 피부를 통해 배출되도록 돕는다. 또한 장을 자극하여 배설을 원활하게 하며, 많은 열량을 소모하며 호흡을 깊어지게 해 온몸에 산소가 충분히 공급되게 한다. 운동은 또한 마음의 긴장과 스트레스를 풀어주

고, '바로 지금 이 순간의 소중함'을 깨닫게 한다.

무엇보다 중요한 것은 운동을 많이 하면 엔도르핀이 많이 분비된다는 사실이다. 엔도르핀은 스트레스와 걱정을 없애주는 자연 해독제로, 사람들의 기분을 좋게 해주는 호르몬이다. 일상생활 속에서 조금 더 많이 걷고, 엘리베이터 대신 계단을 이용하는 정도로도 얼마든지 운동을 할 수 있다. 운동 시간을 늘리면 늘릴수록 신진대사가 빨라지고 체중 감소에도 도움이 된다.

일상 속에서 다음의 네 가지를 실천한다면 더욱 좋을 것이다. 첫째, 음식을 절제하여 먹는다. 둘째, 일찍 자고 일찍 일어나는 규칙적인 수면습관을 기른다. 셋째, 과로하지 않도록 조심하고 적당한 운동을 꾸준히 한다. 넷째, 몸과 정신의 건강이 조화롭게 균형을 이루도록 관리한다.

『황제내경』, 「소문」, 상고천진론上古天真論은 수천 년 전에 이미, 사람이 식습관을 절제하지 못하고 음주를 일삼는다면 몸이 노쇠하고 병에서 벗어나지 못한 채 고통 속에서 헤매다가 죽음에 이른다는 내용을 예언적으로 기술하고 있다. 다음의 내용이 그것이다.

금 시 지 인 불 연 야. 이 주 위 장. 이 망 위 상. 취 이 입 방.
今時之人不然也, 以酒為漿, 以妄為常, 醉以入房,

이 욕 갈 기 정. 이 모 산 기 진. 부 지 지 만. 불 시 어 신. 무 쾌 기 심.
以欲竭其精, 以耗散其真, 不知持滿, 不時御神, 務快其心,

역 어 생 락. 기 거 무 절. 고 반 백 이 쇠 야.
逆於生樂, 起居無節, 故半百而衰也.

현시대(말세)의 사람들은 술을 물처럼 마시고 망령된 생활을 일상적으로 삼으며, 술에 취해서 성교를 함에 따라 욕정과 욕망으로 정기와 진기를 고갈시키고 소모하지만 이를 충만하게 유지할 줄은 모른다. 그러면서 때때로 근심 걱정, 성냄과 조급함의 태도를 보이며 마음을 다스릴 줄 모르고, 마음의 쾌락에만 힘쓴다. 또한 삶의 즐거움에 역행하고 음식 조절을 못 하여 밤낮으로 먹기만 하고, 밤낮을 바꾸어 생활하다 보니 나이 50세가 되지 않아 기력이 쇠하고 머리털이 반백이 되어 죽음에 이르게 된다.

가만히 살펴보면 모든 병은 정신적인 자극이 수반된 상태에서, 음식의 무절제가 병행됨에 따라 발병한다. 다시 말해 어린이를 제외한 대부분의 성인들은 음식에 의해서만 병드는 것이 아니라는 말이다. 대부분의 사람들은 사회생활을 하며 쌓인 스트레스와 과로를 음식과 술로 해소하려 하는 경향이 강하다. 그러므로 병치레 없이 타고난 수명을 다하는 그날까지 건강하게 생활하며 천수를 누리려면, 몸과 마음의 관리를 잘해 병에서 벗어나야 한다.

오장(간·심·비·폐·신장)의 모든 정기는 마음을 조급히 하면 체내의 진액 및 기혈과 함께 소진되고 말라버려 모든 비증이 생겨나게 된다. 그 비증이 낫지 않으면 다시금 오장으로 침입되어, 앞서 말한 증상들이 발생한다. 그러므로 마음을 고요하고 평안하게 해야 모든 질병이 사라지며 정기가 보존되어, 나이가 들어도 몸과 마음이 건강하고 활동하는 데 탈이 없게 된다.

한편 사람은 노화함에 따라 자연스럽게 병이 생기며, 그로 인해 발생하는 만성 질환 등은 침으로 모두 다스릴 수 있다. 침이나 뜸 그리고 호흡은 기의 흐름을 조화롭게 하기도 한다. 특히 생활 습관이나 음식의 무절제 또는 술로 인해 생긴 병은 침이 아니면 다스릴 수 없다.

현대 의학으로는, 만성 질환 및 통증을 5퍼센트밖에 치료할 수 없다고 한다. 오래된 병을 침으로 치유할 수 없다는 속설은 침술을 완전히 터득하지 못한 사람들의 그릇된 변명이다. 주사보다도 빠른 것이 침의 효과이다. 이것이 바로 한의학만이 가진 침의 위력이다. 『황제내경』, 「영추」, 구침론九針論에 보면 그 내용이 자세히 나와 있다.

형 락 지 고, 병 생 우 맥, 치 지 이 구 자, 형 고 지 락, 병 생 우 근,
形樂志苦, 病生于脈, 治之而灸刺, 形苦志樂, 病生于肉,

치 지 이 침 인, 형 락 지 락, 병 생 우 육, 치 지 이 침 석, 형 고 지 고,
治之而鍼引, 形樂志樂, 病生于肉, 治之以鍼石, 形苦志苦,

병 생 우 인 익, 치 지 이 백 약, 형 수 경 공, 경 락 불 통, 병 생 우 불 인,
病生于引嗌, 治之以百藥, 形數驚恐, 經絡不通, 病生于不仁,

치 지 이 안 마 요 약,
治之以按摩醪藥.

몸은 편하나 마음이 괴로우면 병은 혈관에서 발생하는데, 이는 침과 뜸으로 치료한다. 몸은 고달프나 마음이 즐거우면 병은 근육에서 발생하는데, 치료는 목욕이나 운동 요법, 즉 요가로 치료한다. 몸과 마음이 즐거우면 병이 기육에서 발생하는데, 치료는 침으로 한다. 몸과 마음이 다 괴로우면 병은 목구멍에서 발생하며, 치료는 단맛이 나는 약재료로 한다.(이것이 소위 양방에서 말하는 갑상선 질환이다.)

또한 신체가 자주 놀라거나 두려워하면 신장에서 심장으로 혈액이 원활하게 공급이 되지 못하여 근육과 혈관에 기혈이 잘 소통되지 않으므로 팔다리에 감각이 없는 마비 증상이 발생하는데, 이때는 안마와 술로 치료하면 된다. 술은 혈액 순환을 촉진하고, 안마는 뻣뻣해진 신체의 기혈을 소통시키기 때문이다.

오 로: 구 시 상 혈. 구 와 상 기. 구 좌 상 육. 구 립 상 골.
五勞: 久視傷血, 久臥傷氣, 久坐傷肉, 久立傷骨,

구 행 상 근. 차 오 구 로 소 병 야.
久行傷筋, 此五久勞所病也.

오랫동안 스마트폰과 컴퓨터, 책 등을 보거나 게임을 하면 혈액이 손상되고, 오래 누워 있으면 기가 손상되어 욕창이 생기고, 오래 앉아 있으면 기육이 손상되어 엉덩이가 커진다. 또 오랫동안 서 있으면 다리에 하중이 실려 뼈가 손상되고, 오래 걸으면 근육이 손상되는데 이 다섯 가지는 오랫동안 과로하여 생긴 병들이다.

또한 사람이 크게 화를 내면 하부로 흐르는 혈액이 상부로 치솟아 혈액이 머리에 몰리거나, 혈관이 터져 인체의 상부에 혈액이 쌓여 병이 발생하는데 이것을 박궐이라 한다. 박궐은 정신적인 자극으로 기혈이 급작스럽게 항진하는 것이므로 심하면 인사불성이 된다. 한의학에서는 이 모든 병을 침으로 다스릴 수 있다. 『황제내경』,「소문」, 생기통천론은 사람들이 화를 냄으로 인해서 생기는 병을 설명하고 있다.

양 기 자, 대 노 즉 형 기 절, 이 혈 완 어 상, 사 인 박 궐.
陽氣者, 大怒則形氣絶, 而血菀於上, 使人薄厥.

실제로 한의학자들은 사람들의 마음이 고요하고 깨끗하면, 마음의 질서가 신체에 그대로 나타나 몸의 순환이나 여러 기능이 질서정연해진다는 사실을 잘 안다. 물론 양의학자들도 신체와 정신의 관계에 대해 끊임없이 연구해오고 있을 뿐만 아니라, 지속적인 스트레스가 몸의 여러 가지 변화에 정확히 어떻게 반응하는지를 면밀히 관찰하며 측정해오고 있다.

이처럼 스트레스나 분노, 실망은 우리의 정신을 손상할 가능성이 매우 크다. 하지만 다행인 사실은, 우리의 몸이 매우 똑똑하다는 것이다. 몸은 우리의 관심을 끌기 위해, 가끔 정신적인 스트레스를 신체적인 증상으로 가시화한다. 특히 이러한 정신적 스트레스는 우리들의 몸 안에서 가장 취약한 부위부터 찾아내, 그곳부터 기능을 중단시키기 시작한다.

앞서 언급한, 사람이 병을 고치지 못하는 다섯 가지 큰 이유를 완전히 다 지키며 살기란 매우 어렵다. 이를 위해서는 생각과 행동의 초점이 바로 내 손과 발이 닿는 일상으로 내려와야만 한다. 또한 스스로가 주체가 되어 좋은 생활습관을 위해 노력해야 한다. 이는 누군가가 대신 해줄 수 없기 때문에 개인의 자발적 실천이 그 핵심이다. 다시 말해 건강하게 오래 살고 싶다면 일상 속에서 내 몸과 마음을 돌보는 방법을 알고 스스로 이것을 꾸준히 실천하려는 노력이 반드시 필요하다.[4]

이러한 방편 중 하나로, 규칙적인 운동은 꼭 필요하다. 운동을 생활화해야 한다. 그리고 때맞춰 음식을 알맞게 먹어야 한다. 그것만 잘 해도, 우리는 병에 걸리지 않고서 오래 살 수 있다. 앞서 언급한 다섯 가지는 그런 점에서 우리네 삶의 수칙이요, 건강과 장수의 비결임을 잊지 말기를 바란다.

따라서 현대인이 일상생활 속에서 손쉽게 따라할 수 있는 건강을 지키는 방법을 소개하고자 한다. 우선 당연한 이야기지만, 시간에 맞춰 규칙적으로 식사와 운동을 하는 습관을 들여야 한다. 자신이 먹은 음식의 열량을 밖으로 빼내기 위해서는 충분한 운동이 필수적이다. 운동을 통해 열량을 방출하면 혈액 순환이 잘되고, 결과적으로 병에 잘 걸리지 않게 된다. 다시 말해 자신이 먹은 만큼의 에너지를 충분히 소모하면 우리 몸의 문제는 말끔히 없어진다.

제7장
양·한의학의 바람직한 통합과
한의학의 발전 방향

한의사들도 비판받아 마땅하다

앞에서는 주로 양방 의학 및 의사들에 대해 비판했는데, 한의사들도 비판받아 마땅하다. 성형수술을 비롯한 선천적 기형아와 교통사고 등의 외상 환자, 산업재해 피해자 등 신체 손상이 있는 사람들에 대한 치료는 한방이 양방을 도저히 따라갈 수없다. 그럼에도 많은 한의사가 그런 환자들마저 고칠 수 있다며한방의 치료 영역으로 끌어들이려고 한다. 참으로 어리석은 일이다. 많은 한의사가 자신들이 가진 학문의 우수성은 덮어놓은채 양의사들을 본떠 한방에도 양방의 첨단 의료기기를 도입해야 한다느니, 교통사고 환자도 유치해야 한다느니 하면서 양의사들의 영역까지 침범하려 들고 있다. 양의사와 한의사 간의 갈등은 그 지점에서부터 시작되고 있다 해도 과언이 아니다. 자신들의 고유 영역까지 침범하여 들어오려는 한의사들을, 양의사

들이 어찌 미워하지 않겠는가? 양의사들의 반발이 일어나는 것
은 당연하다.

한의학이 이처럼 몰락을 자초하고 있는 사이, 양방 의학계
는 '범의료 한방대책위원회'라는 단체까지 만들어, 2005년 12
월 27일, 대통령과 국무총리와 보건복지부 장·차관 및 국회 보
건복지위원회 등을 대상으로 "제1차 한의학 육성발전 5개년 종
합계획안이 잘못되었다."라며 시정을 요구하는 탄원서를 제출
하기도 했다. 다음의 글이 범의료 한방대책위원회가 정부 등을
상대로 낸 탄원문의 골자이다.

이웃나라인 일본과 중국은 한의약으로 국가 경쟁력을 높이
는 것이 무의미한 일임을 깨닫고, 국가적인 지원을 포기한 지
오래이다. 한방은 과거의 의술이며, 현대에는 맞지 않을뿐더러
검증되지 않은 의술이다. 비과학적인 의술이 얼마나 큰 피해를
초래하는지는 여러 차례 지적한 바 있다. 한의과 대학의 교육
수준은 약대와 간호대보다 못함을 비교 분석하기도 했다. 한방
은 민족 의학이 아닌, 중국 의학의 아류이며 비과학적인 시술
로써, 국가가 이를 육성해야 할 의무가 없다.

참으로 분통 터질 노릇이다. 그럼에도 일부 무능한 한의사
들은 아직도 정신을 못 차리고 양방의 첨단 의료기기를 한의원
에 투입하기 위해 몸부림을 치고 있다. 이 사이 양방 의학계는

한의사들의 무능과 무지를 질타하며, 침술 이외에는 한의학이 전혀 쓸모가 없다는 논리로 한의학계의 몰락을 부추기고 있다. 이제 한의사들은 자기 학문을 활용하여 양의사들이 독점하고 있는 병을 자신들도 잘 고칠 수 있다는 사실을 세상에 설파해야 한다.

한의학은 수천 년의 전통을 지닌 전승 의학이자, 그동안의 검증 기간을 거친 검증된 학문이기도 하다. 사람이 늙어가면서 자연히 생기는 병은 한의학이 아니면 고칠 수가 없다. 기본적인 비염이나 피부병, 요통, 중이염, 갱년기 증후군, 이명 같은 증상은 병도 아니다. 더 심한 질환인 암과 양방에서 고치지 못하는 병 또한 한의학을 정통으로 공부한 한의사들은 다 고칠 수 있다. 양방 영역에서가 아니면 고치기 힘든 교통사고 환자를 유치하려고 혈안이 되어 양방 의사들의 미움을 사지 말고, 지금이라도 빨리 한방 본래의 학문으로 돌아와 자신의 실력으로써 환자의 병을 치유하기 위해 노력해야 한다.

한의예과 의학도에게
바라는 점

한의사들은 지금부터라도 사태의 심각성을 깨닫고, 한의학에 대한 자부심과 긍지를 가지고 우수한 인재를 확보하며 한의학의 정통성과 우수성을 널리 전파하여야 한다. 그러기 위해서는 한의대 교수와 한의대 학생들부터 각성해야 한다. 한의과 대학에 포함되어 있는 서양 의학 커리큘럼을 줄이고 한의학의 수업 비중을 늘려 제대로 된 한의사를 양성해야 한다. 이대로라면 한의대와 한의사의 앞날은 불 보듯 뻔하다.

한의학은 중국에서부터 건너온 의학이기 때문에 한문학의 기초가 제대로 서 있지 않으면 수많은 한의학의 원전을 제대로 섭렵할 수 없다. 그럼에도 많은 한의과 대학 교수들은 한문학의 기초조차 제대로 공부하지 않은 채 학생들에게 한의학의 원전을 가르치고 전수한다.

제 아무리 똑똑한 교수와 학생일지라도, 한문학의 기초를 제대로 다지지 않고서는 한의학의 원전을 제대로 섭렵할 수 없다. 한문학의 기초도 잘 모르는데, 한문 원문으로 된 한의학 원전을 어떻게 완전하게 해석하고 이해할 수 있겠는가.

우선 한의학 대학교의 교육 방식 자체부터 바꾸어야 한다. 본연의 한의학과 한의술은 가르치지 않은 채 양의사들이 배우는 기초적인 부분만 가르치다 보니 오늘날과 같은 한방 의료 사태가 벌어진 것이다. 이대로라면 결국 언젠가는 의사들 말처럼 한의학은 사라져야 마땅할 학문이 될 테다. 뿐만 아니라 환자들로부터도 한의학은 외면당하고 말 것이다. 한의과 대학과 한의사들은 이제부터라도 정신을 바짝 차려야 한다. 의술을 배우고 익히기 위해서는 양학부터 잘 알아야 한다며 교과목의 80퍼센트 이상을 양방 의학으로 채운 채 한방의 과학화라면서 학부 시절부터 양방 영역까지 침범하는 행태는 한방 의학이 양방에 기대어서 사는 기생충과 다름없다는 증표이다.

우리나라 한의학의 비극은 바로 거기서부터 시작된다. 이러한 사실도 모른 채 한의대 교수 및 학생들, 그리고 한의사들은 현재 양학과의 싸움으로 허송세월을 보내고 있다. 그러다보니 한의학은 어느새 의학계에서 소외된 채 민간요법쯤으로 치부되며 침몰 위기를 맞고 있는 세태이다. 앞서 말한 이들이 스스로 불러들인 자업자득의 결과이다.

앞서 말했듯 치매 및 비염, 불면증 등은 한의학의 관점에서 보면 병도 아니다. 양방에서는 치매를 뇌 속의 도파민이 제대로 분비되지 않아 생기는 병으로 간주하지만, 한의학적 관점에서는 전혀 다르다. 한의학에 따르면 치매와 건망증의 원인은 폐와 장의 기능이 약해져 영양 물질이 원활이 뇌까지 순환되지 못하기 때문이다. 불면증 역시 신장이 약하여 심장의 항진을 억제하지 못해서 생기는 병이다. 그러므로 불면증의 한의학적 원인은 신장이다. 비염 역시 병이 나타나는 부위는 폐이지만 원인은 바로 신장이다. 이 모든 병인과 치료법이 『황제내경』「소문」과 「영추」에 명백히, 그리고 정확하게 나와 있다.

따라서 명의가 되기 위해서는 적어도 10년 이상 『황제내경』을 공부해야 한다. 그래야 모든 병의 기틀을 제대로 볼 수 있다.

그런데도 대부분의 한의사들은 1~2년 정도 『황제내경』을 본 뒤 너무 어렵다거나 뜬구름 잡는 것과 같다면서 공부를 포기한다. 이와 같은 마음가짐으로는 절대로 명의가 되지 못한다. 저마다의 재능이 달라 깨우침의 차이는 있겠지만, 환자의 병을 제대로 알고 낫게 하기 위해서는 반드시 『황제내경』을 독파하여 섭렵해야 한다.

한의사가 어떠한 병을 치료한다고 하면, 많은 사람은 "그게 어디 한의학으로 치료되는 병입니까?"라는 의문을 즉각 품는다. 하지만 한의도 양의와 마찬가지로 모든 분야의 질환, 즉 내과뿐 아니라 피부과, 소아과, 부인과, 안구 질환 등 난치병으로 알려진 암까지도 치료하고 있다. 한의학의 또 다른 장점은 우리가 미처 깨닫지 못하고 사는 인체 내부의 세밀한 부분까지 음양의 조화를 이루게 만들어, 본래의 기능을 되찾게 만들어주는 '휴먼(human) 의학'이라는 점이다.

그럼에도 많은 사람이 "이런 병을 한방에서 어떻게 고치느냐?"라고 오판하고 있는 것이 한방 의료계에 대한 우리나라 국민들의 인식 상황이다. 그러나 조금만 더 깊게 한의학을 들여다보면, 한의학이야말로 인간의 몸과 그 너머의 마음까지 정확히 꿰뚫고 관리하는, 과학적이자 초과학적인 학문임을 알 수 있다. 그와 더불어 한의학은 대자연 속에 존재하는 한 개체로서의 인간을 철학적으로 연구 및 분석하여 환자들의 병을 치료하는 데 활용하기도 하는 우수한 학문이다. 한의사를 꿈꾸며 한의 대학에 입학한 학생들은 6년 동안의 교육과정을 통해, 전통적으로 전승되어 온 한의학의 기초 이론과 임상을 배운다. 또 해부학을 비롯한 서양 의학의 학문과 더불어 침구, 약재, 처방, 뜸, 부항 등 한의학적 치료 방법을 집중적으로 공부 및 연구한다. 재미있는 사실은, 근래 들어 한의학의 이러한 바탕과 경계를 오히려 서양 의학 쪽에서 더욱 적극적으로 받아들여 환자들의 치료에 활용하고 있다는 것이다. 참으로 아이러니한 일이 아닐 수 없다.

지금부터라도 한의사들이 한의학의 원서인 『황제내경』, 「영추」, 팔십일난경八十一難徑과 상한론傷寒論 등을 제대로 공부하고 익힌다면, 한의학은 절대로 몰락하지 않을 것이다. 그러면 생계를 위해 서양 의학과 최첨단 현대 의학기기라는 타 영역을 넘보지 않고서도, 자신들이 속한 학문의 우수성으로 되돌아 갈 수 있게 된다.

한의학의 우수성을 절하시키는 일부 한의사들의 폐단

환자들 역시 혜안을 가지고 실력 있는 한의사를 찾아가야 한다. 실력 없는 한의사에게서는 매일 침을 맞고 한약을 먹어봐

야 아무런 소용이 없다. 이름난 의사에게 '보고, 듣고, 묻고, 맥을 짚는' 네 진찰 과정을 거친 뒤에 복용한 결과가 좋아야 비로소 훌륭한 처방이 될 수 있는 것이다. 한 번만 한의원에 방문해 보아도 그 한의사가 실력이 있는지 없는지를 금세 알아차릴 수 있다. 의사라고 모두 똑같은 의사가 아니듯, 한의사라고 해도 다 똑같은 한의사가 아니기 때문이다. 비염과 사지냉증(팔·다리 끝이 차가워지는 병) 및 피부병 하나 제대로 고치지 못하는 한의사는 한의사의 자격이 없다.

한편, 한의원과 한의사들도 국민 건강을 위해 양질의 한약재를 사용하고, 일회용 침 사용을 의무화하며, 법 규제를 벗어난 과대광고를 삼가는 등의 노력을 기울여야 한다.

이 책에 기재된 방법을 따라 익혀 열심히 운동하고, 근심 걱정을 적게 하며, 규칙적으로 식사하여 국민 모두가 건강해지면, 모든 병원과 한의원은 문을 닫게 될 것이다. 그 순간까지 우리 국민 모두가 건강하길 바라는 것이 솔직한 내 마음이다.

동중당한의원
서울 동대문구 제기동 822-5
TEL: 02-966-4145 / 02-967-3435

주

여는 글

1   김형찬, 『내 몸과 친해지는 생활한의학』, 북하우스, 2012, p. 18
2   조헌영 저·윤구병 주해, 『통속 한의학 원론』, 학원사, 2007, p. 19

제1장

1   김영수, 『위험한 서양의학 모호한 동양의학』, 도서출판 창해, 2013, p. 79
2   김형찬, 『내 몸과 친해지는 생활한의학』, 북하우스, 2012, p. 34
3   김영수, 『위험한 서양의학 모호한 동양의학』, 도서출판 창해, 2013, pp. 64-65
4   김형찬, 『내 몸과 친해지는 생활한의학』, 북하우스, 2012, p. 25
5   김영수, 『위험한 서양의학 모호한 동양의학』, 도서출판 창해, 2013, p. 137
6   김영수, 『위험한 서양의학 모호한 동양의학』, 도서출판 창해, 2013, pp. 118-120
7   김영수, 『위험한 서양의학 모호한 동양의학』, 도서출판 창해, 2013, p. 123
8   조헌영 저·윤구병 주해, 『통속 한의학 원론』, 학원사, 2007, pp. 268-269
9   김형찬, 『내 몸과 친해지는 생활한의학』, 북하우스, 2012, p. 20
10 김영수, 『위험한 서양의학 모호한 동양의학』, 도서출판 창해, 2013, p. 115

제2장

1 김영수,『위험한 서양의학 모호한 동양의학』, 도서출판 창해, 2013, p. 111
2 김형찬,『내 몸과 친해지는 생활한의학』, 북하우스, 2012, p. 20
3 김영수,『위험한 서양의학 모호한 동양의학』, 도서출판 창해, 2013, pp. 24-25
4 조헌영 저·윤구병 주해,『통속 한의학 원론』, 학원사, 2007, p. 251-252
5 김영수,『위험한 서양의학 모호한 동양의학』, 도서출판 창해, 2013, p. 124
6 김영수,『위험한 서양의학 모호한 동양의학』, 도서출판 창해, 2013, p. 137
7 김영수,『위험한 서양의학 모호한 동양의학』, 도서출판 창해, 2013, p. 135
8 곤도 마코토,『약에게 살해당하지 않는 47가지 방법』, 더난출판, 2015, p. 25
9 김영수,『위험한 서양의학 모호한 동양의학』, 도서출판 창해, 2013, pp. 9-10
10 곤도 마코토,『약에게 살해당하지 않는 47가지 방법』, 더난출판, 2015, pp. 135-136
11 곤도 마코토,『약에게 살해당하지 않는 47가지 방법』, 더난출판, 2015, p. 28

제3장

1 김영수,『위험한 서양의학 모호한 동양의학』, 도서출판 창해, 2013, pp. 109-110
2 김영수,『위험한 서양의학 모호한 동양의학』, 도서출판 창해, 2013, pp. 71-72
3 김영수,『위험한 서양의학 모호한 동양의학』, 도서출판 창해, 2013, p. 74
4 곤도 마코토,『약에게 살해당하지 않는 47가지 방법』, 더난출판, 2015, pp. 17-18

제4장

1 경희대학교 한의과대학,『21세기 한의학을 위하여』, 경희대학교출판국, 2009, pp. 75-77
2 장치청 저·정창현 감수,『황제내경, 인간의 몸을 읽다』, 판미동, 2015, p. 83
3 장치청 저·정창현 감수,『황제내경, 인간의 몸을 읽다』, 판미동, 2015, pp. 157-158
4 장치청 저·정창현 감수,『황제내경, 인간의 몸을 읽다』, 판미동, 2015, pp. 161-163
5 조헌영 저·윤구병 주해,『통속 한의학 원론』, 학원사, 2007, pp. 253-254
6 조헌영 저·윤구병 주해,『통속 한의학 원론』, 학원사, 2007, p. 271
7 조헌영 저·윤구병 주해,『통속 한의학 원론』, 학원사, 2007, p. 254
8 조헌영 저·윤구병 주해,『통속 한의학 원론』, 학원사, 2007, p. 255

제5장

1   김형찬,『내 몸과 친해지는 생활한의학』, 북하우스, 2012, p. 156
2   조헌영 저·윤구병 주해,『통속 한의학 원론』, 학원사, 2007, p. 255
3   조헌영 저·윤구병 주해,『통속 한의학 원론』, 학원사, 2007, p. 255
4   장치청 저·정창현 감수,『황제내경, 인간의 몸을 읽다』, 판미동, 2015, p. 114
5   조헌영 저·윤구병 주해,『통속 한의학 원론』, 학원사, 2007, p. 160
6   조헌영 저·윤구병 주해,『통속 한의학 원론』, 학원사, 2007, p. 160
7   장치청 저·정창현 감수,『황제내경, 인간의 몸을 읽다』, 판미동, 2015, pp. 117-118
8   조헌영 저·윤구병 주해,『통속 한의학 원론』, 학원사, 2007, p. 159
9   장치청 저·정창현 감수,『황제내경, 인간의 몸을 읽다』, 판미동, 2015, pp. 93-108

제6장

1   박원종 저,『우리 가족 건강을 지켜주는 체질 음식』, 마인드북스, 2017, p. 3.
2   김형찬,『내 몸과 친해지는 생활한의학』, 북하우스, 2012, pp. 341-
3   김형찬,『내 몸과 친해지는 생활한의학』, 북하우스, 2012, pp. 41-42
4   김형찬,『내 몸과 친해지는 생활한의학』, 북하우스, 2012, p. 47

지은이

최덕수

원광대 철학과 졸업
원광대 한의대 졸업
현) 동중당한의원 원장

"나는 내가 배운 지식과 의술을 올바르게 쓸 것이며, 그릇된 마음을 지니지 않고
양심에 가책되는 물질을 탐내지 않을 것이다. 또한 환자의 아픔과 괴로움을 나의
아픔과 같이 여기어 어질고 선한 의술로써 다스려 이 작은 공덕이나마 쌓고 또 쌓
아서 유형의 재산보다 무형의 적공으로 남기어 후대 나의 자손에게 전하리라."

공갈과 협박만 있을 뿐
명의는 없다

2018년 7월 16일   1판 1쇄 인쇄
2018년 7월 20일   1판 1쇄 발행

지은이 • 최덕수 | 펴낸이 • 정영석 | 펴낸곳 • **마인드북스**
주   소 • 서울시 동작구 양녕로25길 27, 403호
전   화 • 02-6414-5995   팩   스 • 02-6280-9390
홈페이지 • http://www.mindbooks.co.kr
출판등록 • 제25100-2016-000064호

ⓒ 최덕수, 2018
ISBN   978-89-97508-52-5 03510

이 도서의 국립중앙도서관 출판예정도서목록(CIP)은 서지정보유
통지원시스템 홈페이지(http://seoji.nl.go.kr)와 국가자료공동목록
시스템(http://www.nl.go.kr/kolisnet)에서 이용하실 수 있습니다.
(CIP제어번호: CIP2018019342)